看图就懂 一学就会

老人家庭照护

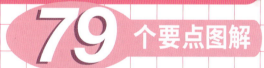
79个要点图解

[日] 峯村良子·著/绘

唐亚明 杨嘉丽 郭 敏·译

中国出版集团有限公司

世界图书出版公司
西安 北京 上海 广州

图书在版编目（CIP）数据

老人家庭照护：79个要点图解／（日）峯村良子著绘；唐亚明，杨嘉丽，郭敏译. -- 西安：世界图书出版西安有限公司, 2024. 10. -- ISBN 978-7-5232-1472-5

Ⅰ . R473.59-64

中国国家版本馆 CIP 数据核字第 2024PP5883 号

书　　名：老人家庭照护：79个要点图解
　　　　　LAOREN JIATING ZHAOHU: 79 GE YAODIAN TUJIE
著　　者：[日]峯村良子
绘　　者：[日]峯村良子
译　　者：唐亚明　杨嘉丽　郭　敏
策　　划：活字文化
责任编辑：张　丹　李　晶　岳姝婷
特邀编辑：王子豹
装帧设计：王子豹　吴　磊　刘天国
出版发行：世界图书出版西安有限公司
地　　址：西安市雁塔区曲江新区汇新路355号
邮　　编：710061
电　　话：029-87214941　029-87233647（市场营销部）
　　　　　029-87234767（总编室）
经　　销：新华书店
印　　刷：西安雁展印务有限公司
开　　本：787mm×1092mm　1/16
印　　张：8.75
定　　价：79.80元
字　　数：200千字
版次印次：2024年10月第1版　2024年10月第1次印刷
版权登记号：25-2024-198
ＩＳＢＮ: 978-7-5232-1472-5

著译者简介

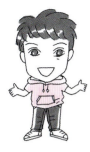

著者：峯村良子

日本福冈县出生。日本东京都立新宿高校毕业。曾在时装公司宣传部任设计师，从事策划、设计、室内装饰、插图等业务。独立后，为广告、报纸、杂志等画插图。负责冰室冴子著《多么棒的日本》（集英社）的插画。主要著作有《第一次家庭照护，不使老人卧床不起》（小学馆）、《儿童教养》（偕成社）等。在《朝日小学生报》连载"筑地ukiuki堂"。为了护理母亲，取得访问护理员（家庭护理士）二级资格（2002年）、福祉居住环境协调员资格（2002年）、护理福祉士资格（2007年）。现在，在绘制插图的同时，担任培训照护工作者的讲师。

译者：唐亚明

知名图画书编辑、作家、翻译家，出生于北京。毕业于早稻田大学文学系、东京大学研究生院。1983年应"日本绘本之父"松居直邀请，进入日本最权威的少儿出版机构福音馆书店，成为日本出版机构中第一个正式的外国编辑，一直活跃在童书编辑第一线，编辑了大量优秀的图画书，并获得各种奖项。

他本人的主要著作有《翡翠露》（第8届开高健文学奖励奖）、《哪吒和龙王》（第22届日本讲谈社出版文化奖绘本奖）、《西游记》（第48届日本产经儿童出版文化奖）等。他曾作为亚洲代表，任意大利博洛尼亚绘本原画博览会评委，并任日本儿童图书评议会（JBBY）理事。现任全日本华侨华人文学艺术联合会名誉会长。他给中日两国读者翻译了许多作品。

杨嘉丽

出生于北京，毕业于成都电讯工程学院。1983年到日本留学，毕业于日本熊本大学研究生院。旅居日本，曾从事多年IT企业的经营管理工作。现任一般社团法人日中专门家协力促进会代表理事。译作有书籍《原味日本语系列·职场文化：重礼仪 讲礼貌 爽》（中国科学技术大学出版社），曾策划翻译书籍《中文 日文 实务会话集 项目管理篇》。

郭　敏

1961年出生于广州。10岁起学习扬琴。1978年考入广州乐团。1980年获第二届羊城音乐花会优秀奖。1981年参加由中国音乐家协会、中国文联主办的全国获奖青年演奏家巡回演出团。1982年获得文化部全国民族乐器独奏比赛表演奖。1987年赴日本留学。曾与日本、美国、韩国等国家著名音乐家同台演出，足迹遍及世界各地。

致　谢

监修指导：大野利江子（护理福祉士、一级家庭助理士、二级福祉居住环境协调员）
　　　　　松村美枝子（委托访问看护士、护理支援专门员）
　　　　　小林伴子（护理福祉士、一级家庭助理士）
　　　　　小山可奈（护理福祉士、二级福祉居住环境协调员）
　　　　　（按拼音首字母排序）
料　　理：饭塚绢代（护理福祉士、一级家庭助理士）
摄　　影：西村千春
设　　计：谷合稔
协助编辑：中村真子
日文校对：铃木三枝子
日文编辑：野上和彦

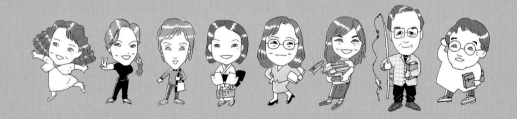

前　言

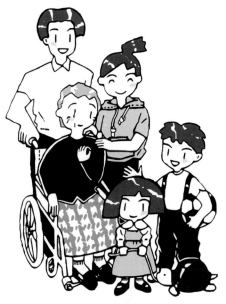

20多年前,我妈妈做了心脏手术,把心脏上的"洞"封堵上。从那之后,她又多次住院、出院。78岁时,她摔断了腿,我曾担心她会从此卧床不起,幸好她平安出院了。住院期间,我妈妈说:"我只有脚趾能动,所以每天在床上活动脚趾。"现在回想起来,这其实也是一种康复治疗。我妈妈现年84岁了,她在保养心脏及其他器官的同时,参加了她喜爱的陶艺活动,充分享受着人生的快乐。

我在照顾妈妈时,脑海里一直浮现"护理"这个词,那是因为我被"免费培训!"这句话吸引。拿到二级家庭护理员的资格后,我从此开始了当家庭护理员新手的生活。

一开始,经验丰富的护理员们精湛的厨艺、为老人清洁擦身的熟练度,给我留下了深刻印象。有些重活掌握窍门后,连我这样力气小的人都能轻易做到。我不断汲取从指南手册里难以学到的实践经验,想道:"要是有一本能使初学者更容易理解的护理书就好了。"这成了我写作这本书的起因。这本书简洁紧凑,便于携带。书籍尽量做到便于边护理边翻阅,并用插图详细解释护理的细节。希望这本书对读者进行家庭护理有所帮助。

峯村良子

郑重声明

由于医学是不断更新拓展的领域，因此相关实践操作、治疗方法及药物都有可能会改变，希望读者审查书中提及的器械或药物制造商所提供的信息资料及相关手术及药物的适应证和禁忌证。本书不能替代基于卫生保健专业人员对患者的检查，以及考虑年龄、体重、性别、当前或以前的医疗状况、用药史、实验室数据及其他特殊因素的个体化评估。出版商不提供医疗建议或指导，这本书只是一个参考工具。作者、编辑、出版者或经销商不对书中的错误或疏漏及应用其中信息产生的任何后果负责，关于出版物的内容不作任何明确或暗示的保证。作者、编辑、出版者和经销商不就由本出版物所造成的人身或财产损害承担任何责任。

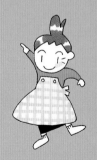

如何阅读这本书

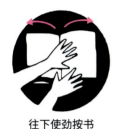

往下使劲按书

| 关于文字 | 考虑到老人照顾老人的"老老护理"的情况，书中标题等都用了大字体。 |

标志含义

 需要记住的要点和建议

 一个小想法

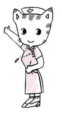 专业医疗人士的建议

 针对不同性别的护理说明

女性　男性

目录

护理小窍门 …………………………… i
首先进行健康检查！ ………………… iii

第1章 病床上的护理 …………… 1

1　如何选择护理用床 …………… 2
2　卧床姿势 ……………………… 4
3　翻身要领 ……………………… 6
4　向上或向侧面移动身体 ……… 8
5　从床上坐起来 ………………… 10
6　从地板上扶起来 ……………… 12
7　万一从床上掉下来 …………… 14
8　舒服地坐 ……………………… 15
9　从床上移动到椅子上 ………… 16
10　从椅子上站起来 ……………… 18
11　更换床单 ……………………… 20
12　预防和处理压疮 ……………… 22
13　卧室环境和摆设 ……………… 24

第2章 膳食和护理食谱 ………… 25

14　鲷鱼梅干拌米饭 ……………… 26
15　意大利风味蒸鳕鱼 …………… 27
16　橘皮果酱炖鸡肉 ……………… 28
17　咖啡杯蒸蛋羹 ………………… 29
18　热腾腾的奶汁烤土豆 ………… 30

19　维生素火锅 …………………… 31
20　橘子冻和奶油奶酪冻 ………… 32
21　做护理饮食的窍门 …………… 33
22　餐前准备 ……………………… 34
23　自己吃 ………………………… 36
24　让对方安全进食的方法 ……… 38

第3章 排泄护理 ………………… 39

25　改善厕所环境 ………………… 40
26　在厕所里的护理 ……………… 41
27　移动马桶的用法 ……………… 42
28　尿壶的用法 …………………… 44
29　插入式便器的用法 …………… 45
30　开始使用尿不湿 ……………… 46
31　尿不湿的准备和更换 ………… 48
32　排便后换尿不湿 ……………… 50
33　通便、灌肠 …………………… 52

第4章 保持清洁 ………………… 53

34　安全的浴室 …………………… 54
35　洗澡的准备和顺序 …………… 56
36　帮助护理对象进浴缸 ………… 58
37　不能泡澡时的淋浴 …………… 60
38　擦拭身体的准备 ……………… 62

| 39 擦拭身体 …………………… 64
| 40 在床上洗手、洗脚 …………… 66
| 41 修剪指甲和胡须 ……………… 68
| 42 剪头发 ………………………… 69
| 43 在床上洗头① ………………… 70
| 44 在床上洗头② ………………… 72
| 45 不用冲洗的洗发水 …………… 74
| 46 眼睛、耳朵、鼻子的清洁 …… 75
| 47 刷牙漱口 ……………………… 76
| 48 更换前开襟衬衣和圆领衫 …… 78
| 49 更换睡袍 ……………………… 80
| 50 换裤子 ………………………… 82

第5章 安全移动 …………… 83

| 51 轮椅的基本操作方法 ………… 84
| 52 上轮椅，下轮椅 ……………… 86
| 53 乘轮椅上下台阶 ……………… 88
| 54 乘轮椅走坡道、坑洼不平的路、沟槽 …………………………… 90
| 55 在轮椅上纠正偏斜姿势 ……… 92
| 56 防止跌倒 ……………………… 93
| 57 步行护理 ……………………… 94
| 58 上下楼梯 ……………………… 96
| 59 使用拐杖外出 ………………… 98
| 60 选择拐杖的方法 ……………… 100

第6章 居家健康管理 ………… 101

| 61 测量体温、脉搏、呼吸频率和血压 …………………………… 102
| 62 药的服用方法与保管 ………… 104
| 63 预防感染 ……………………… 106
| 64 预防脱水 ……………………… 107
| 65 预防便秘 ……………………… 108
| 66 应对腹泻、呕吐 ……………… 109
| 67 感冒的应对 …………………… 110
| 68 痰的预防和处置 ……………… 111
| 69 如果异物卡在喉部 …………… 112
| 70 人工呼吸和心脏按压 ………… 113
| 71 紧急情况的应对和应急处理 … 114
| 72 紧急情况时的联络表和病历表 …………………………… 116
| 73 关于老年痴呆 ………………… 118
| 74 如何与听力不好和视力不好的人沟通 ……………………… 120
| 75 如何与有语言障碍的人沟通 … 122
| 76 从症状观察老年疾病 ………… 123
| 77 护理的服务范围 ……………… 124
| 78 如何选择护理服务公司的经理人 ………………………… 126
| 79 如何与护工打交道 …………… 127

护理小窍门

　　护理时，如果姿势不正确，护理者不仅操作困难，还会引起腰疼。健康人活动身体时会用最自然的姿势，护理时要想到帮助对方采用这种姿势，就容易做好。如果不清楚的话，试试自己做一下站立、翻身等动作，就能体会到要点了。重要的是，护理对象自己能做的事最好让其自己做，这样有助于护理对象自立。

护理动作的要点

收下颌　　手抱肘　　屈膝

接触面积小，容易移动。

接触面积大，稳定但难移动。

使用杠杆原理

先移动腿。　　其他部分会自然跟进，容易起身。

如何不伤腰

重心降低，双腿分开，姿势稳定能减轻腰的负担。

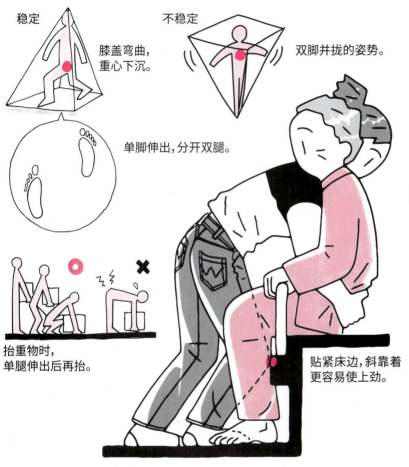

稳定　　　　　　不稳定

膝盖弯曲，重心下沉。　　双脚并拢的姿势。

单脚伸出，分开双腿。

抬重物时，单腿伸出后再抬。

贴紧床边，斜靠着更容易使上劲。

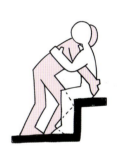

对方也合作。
老人起身时握住护杆或抱着护理人员的后背进行合作，会顺利很多。

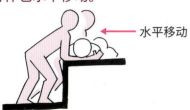

水平移动时，护理人员自己的身体也水平移动。

← 水平移动

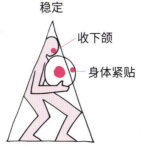

身体尽可能贴近。

稳定

收下颌

身体紧贴

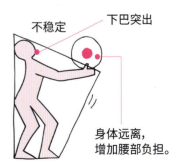

不稳定　下巴突出

身体远离，增加腰部负担。

首先进行健康检查!

护理人员需要每天观察老人，留意他们身体的各种变化。只靠观察也可能有注意不到的地方，还需要按以下的❶~❸做记录。如果发现老人的身体状况或语言表达与平时不同时，应尽快送到医院就诊。

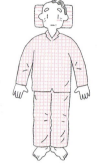

基本检查

❶ 测量血压、体温和脉搏。
❷ 检查大小便次数，看有无变化。
❸ 检查食量。

检查语言和行为的变化

【人际关系】
☐ 听不进别人的意见
☐ 似乎听不懂对方说的话
☐ 无法表达自己的意见

【情绪】
☐ 感觉不到人生的意义
☐ 想不出什么主意
☐ 健忘
☐ 重复讲同样的话
☐ 语句变短
☐ 易怒

【洗手间】
☐ 去洗手间次数多了
☐ 大小便的颜色变了
☐ 有失禁症状

【嗓子】
☐ 吞咽功能不良
☐ 咳嗽
☐ 有疼痛症状
☐ 抓挠喉咙

【食欲】
☐ 没有想吃的东西
☐ 自己不主动吃
☐ 觉得吃饭累

【睡眠状态】
☐ 晚上睡不着
☐ 白天昏昏欲睡

【耳朵】
☐ 把耳朵朝向对方听
☐ 有耳垢和耳漏
☐ 听得吃力

【眼睛】
☐ 眼球变黄
☐ 看东西模模糊糊
☐ 眼皮浮肿
☐ 眼屎多
☐ 看光刺眼
☐ 流眼泪
☐ 眼球充血

【面色】
☐ 脸部发热
☐ 苍白

【皮肤】
☐ 易痒
☐ 肿胀
☐ 有划痕和皮疹
☐ 变红
☐ 麻木
☐ 局部疼痛

【嘴】
☐ 口臭
☐ 口腔炎
☐ 嘴唇发干
☐ 舌头发白
☐ 牙齿脏
☐ 假牙对不上

【肚子】
☐ 疼痛
☐ 胀气
☐ 便秘或腹泻

【关节】
☐ 肿胀
☐ 疼痛
☐ 僵硬
☐ 不能动

【声音】
☐ 沙哑
☐ 细弱

【表情】
☐ 发呆
☐ 面无表情
☐ 没有笑容
☐ 表情忧郁

【腿】
☐ 站立或行走时踉跄
☐ 站不稳

【动作】
☐ 反应迟钝，动作慢
☐ 没精神
☐ 心绪不宁

第 1 章

病床上的护理

本章介绍了在床上翻身、移动等最基本的护理动作和基础知识，这些都是日常生活的各种场景中必须面对的，请您实践一下吧。

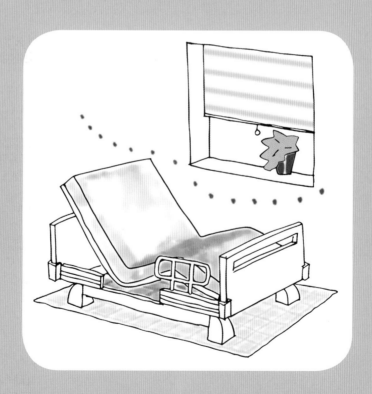

1 如何选择护理用床

可以说床决定了护理质量。如果可用遥控器调节床板角度,护理对象坐立起来会更容易,看护者也省力。

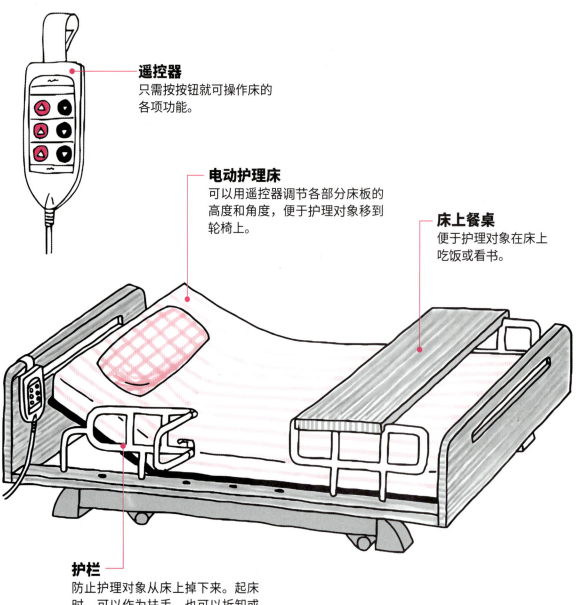

遥控器
只需按按钮就可操作床的各项功能。

电动护理床
可以用遥控器调节各部分床板的高度和角度,便于护理对象移到轮椅上。

床上餐桌
便于护理对象在床上吃饭或看书。

护栏
防止护理对象从床上掉下来。起床时,可以作为扶手,也可以拆卸或改换角度。

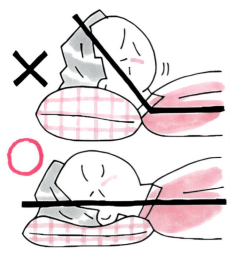

枕头的高度
如果枕头太高，会造成呼吸困难。应选择让头和背保持水平的低枕头，若枕头低，可垫浴巾等来调节高度。

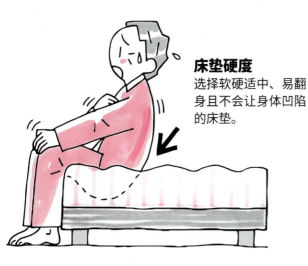

床垫硬度
选择软硬适中、易翻身且不会让身体凹陷的床垫。

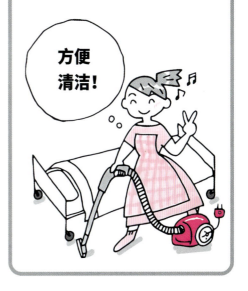

带脚轮的床在清洁时可以移动！

方便清洁！

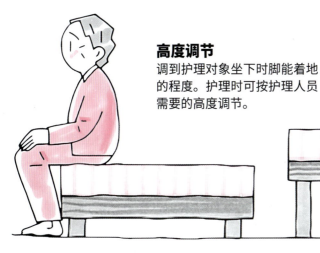

高度调节
调到护理对象坐下时脚能着地的程度。护理时可按护理人员需要的高度调节。

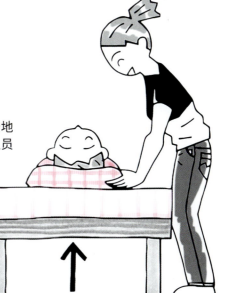

2 卧床姿势

由于身体状况和护理目的的不同，令护理对象舒适的姿势也不同。要根据实际情况调整护理对象的卧床姿势。长时间不变姿势，容易发生压疮。

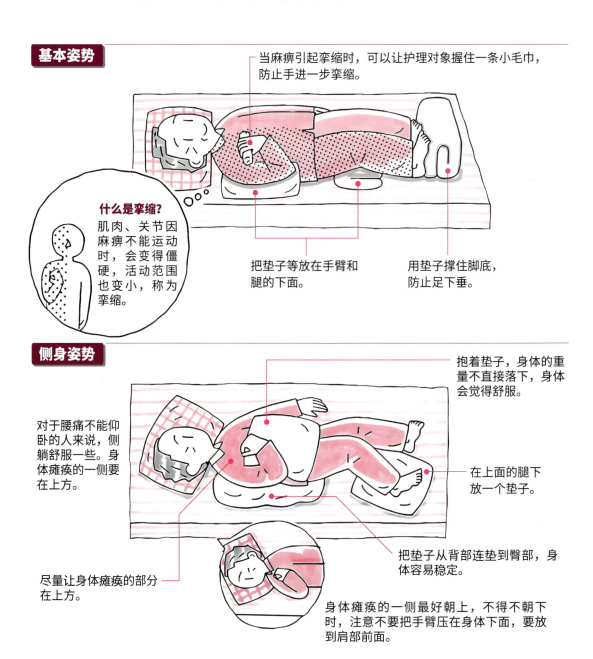

基本姿势

- 当麻痹引起挛缩时，可以让护理对象握住一条小毛巾，防止手进一步挛缩。
- 把垫子等放在手臂和腿的下面。
- 用垫子撑住脚底，防止足下垂。

什么是挛缩？
肌肉、关节因麻痹不能运动时，会变得僵硬，活动范围也变小，称为挛缩。

侧身姿势

- 对于腰痛不能仰卧的人来说，侧躺舒服一些。身体瘫痪的一侧要在上方。
- 尽量让身体瘫痪的部分在上方。
- 抱着垫子，身体的重量不直接落下，身体会觉得舒服。
- 在上面的腿下放一个垫子。
- 把垫子从背部连垫到臀部，身体容易稳定。
- 身体瘫痪的一侧最好朝上，不得不朝下时，注意不要把手臂压在身体下面，要放到肩部前面。

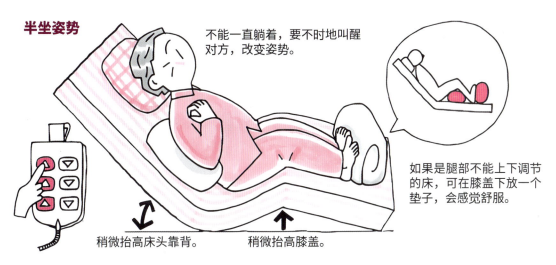

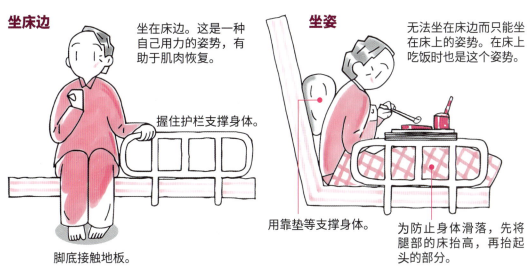

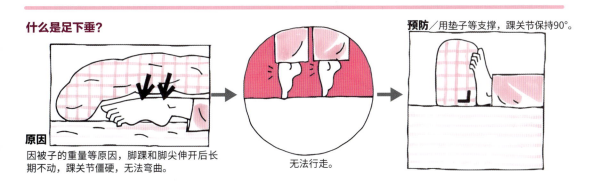

3 翻身要领

即使是对不能自主翻身的人,也有帮助其轻松翻身的方法。如果护理对象能协助护理,则有助于康复和自立。护理对象自己完成力所能及的事,会减轻护理人员的负担。

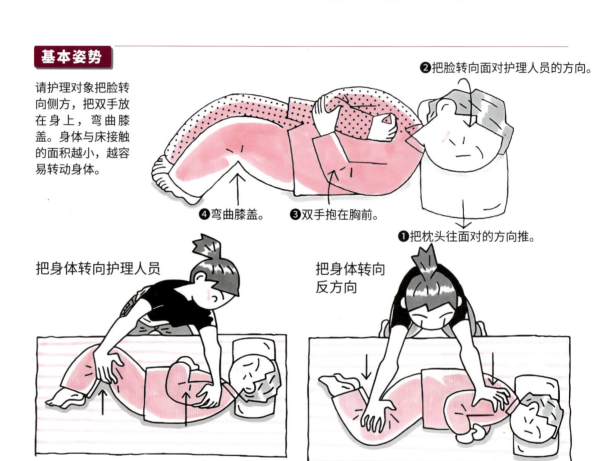

基本姿势

请护理对象把脸转向侧方,把双手放在身上,弯曲膝盖。身体与床接触的面积越小,越容易转动身体。

❷ 把脸转向面对护理人员的方向。
❹ 弯曲膝盖。
❸ 双手抱在胸前。
❶ 把枕头往面对的方向推。

把身体转向护理人员

❶ 双手分别按住膝盖和肩膀,先将膝盖倒向自己。
❷ 拉起肩膀转向侧面。

把身体转向反方向

❶ 双手分别按住膝盖和肩膀,先把膝盖弯曲,推向反方向。
❷ 拉起肩膀推向反方向,使之侧卧。

站立的位置最重要!

护理人员应站在护理对象肩膀和臀部的中间位置。如果站在对方身体的中间位置给对方翻身,则需要很大的力气,会增加自己腰部的负担。

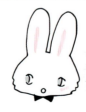

需要记住的要点和建议!

自己翻身

❶用健康的手把瘫痪的手放在身前,用力拉,使肩上提。

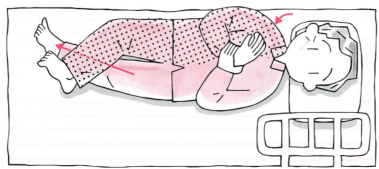

❷将健康的腿插进瘫痪腿的下面。

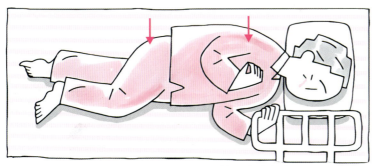

给膝盖施加一点压力,会更容易翻身。

用健康的手握住栅栏,拉动身体翻身。

Q 我丈夫的个子大,侧身很难转动。有没有更容易的办法?

交给我吧!没问题!

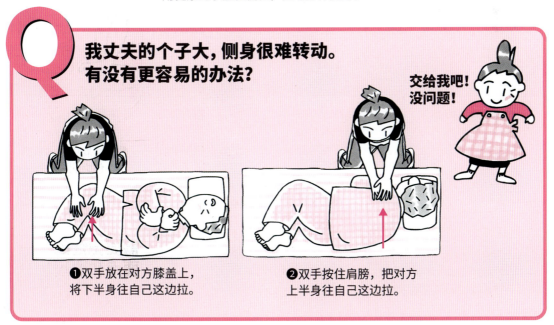

❶双手放在对方膝盖上,将下半身往自己这边拉。

❷双手按住肩膀,把对方上半身往自己这边拉。

4 向上或向侧面移动身体

有时需要上下左右移动护理对象的身体。移动时掌握好窍门，减轻彼此负担。

基本姿势

减少触地面积

把手盘在身上，抬高膝盖，身体与床的接触面积减少，比较容易移动。

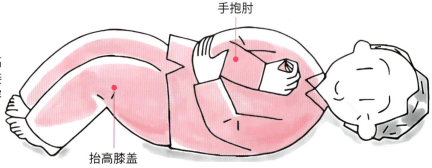

手抱肘

抬高膝盖

往侧面平移

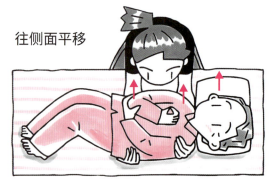

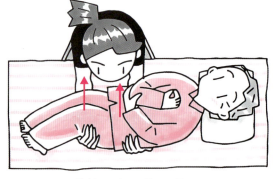

❶ 先把枕头拉向要移动的方向。

❷ 护理人员把手从护理对象颈后和腰后伸入，捧住另一侧的肩膀和腰部，将上半身往自己的方向移动。

❸ 接下来，将双手放在护理对象腰部和膝盖下方，移动下半身。

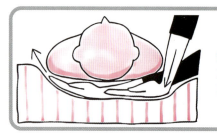

把手放进护理对象身体下方时，手背紧按床，会容易伸入。

这是要点！

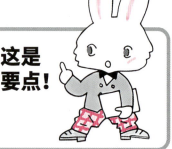

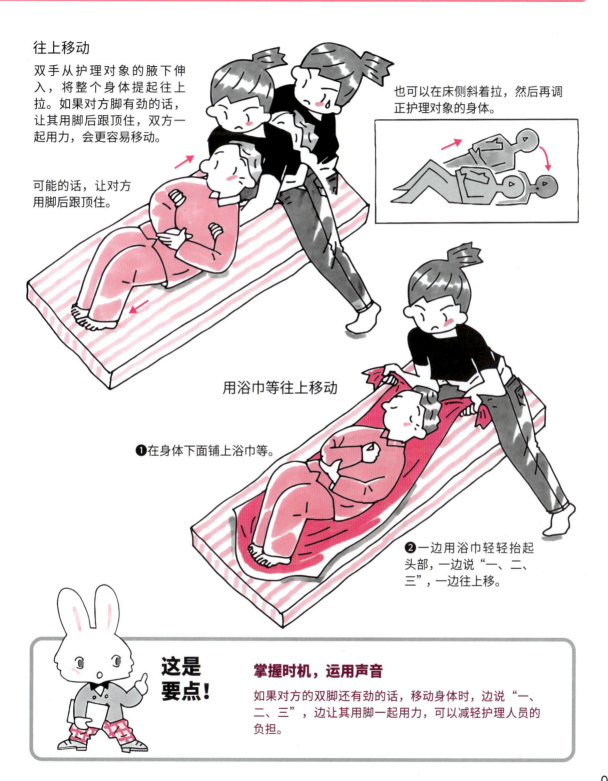

5 从床上坐起来

坐在床上比躺着时视野开阔，也可借此转换护理对象的心情。在需要吃饭或看电视时，扶护理对象起来坐在床上吧。

基本姿势

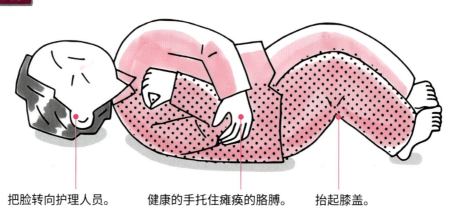

把脸转向护理人员。

健康的手托住瘫痪的胳膊。

抬起膝盖。

注意站的位置

护理人员要站在靠近对方上半身的地方。如果靠近下半身，或是位置过于向上，就不容易用力。

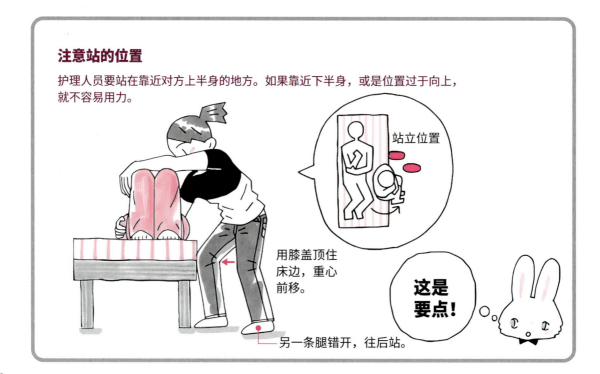

站立位置

用膝盖顶住床边，重心前移。

另一条腿错开，往后站。

这是要点！

扶起来的方法

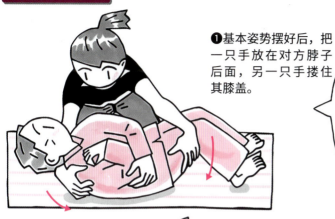

❶基本姿势摆好后,把一只手放在对方脖子后面,另一只手搂住其膝盖。

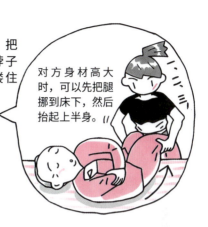

对方身材高大时,可以先把腿挪到床下,然后抬起上半身。

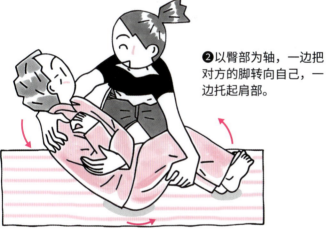

❷以臀部为轴,一边把对方的脚转向自己,一边托起肩部。

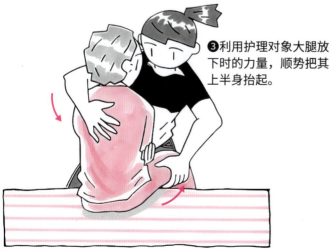

❸利用护理对象大腿放下时的力量,顺势把其上半身抬起。

身材矮小的人

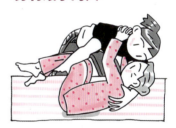

❶一只手伸到对方腋下抱住肩膀,另一只手放在膝盖后面搂住。让对方搂住护理人员的脖子。

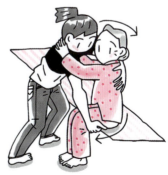

❷以臀部为轴,往前转动腿部,像画圆一样,扶起身体。

6 从地板上扶起来

护理对象在地板上睡觉,或是不小心从床上掉下来,这种情况下把对方扶起来很不容易。这时要用彼此负担都小的方法扶起。

给予助力扶坐

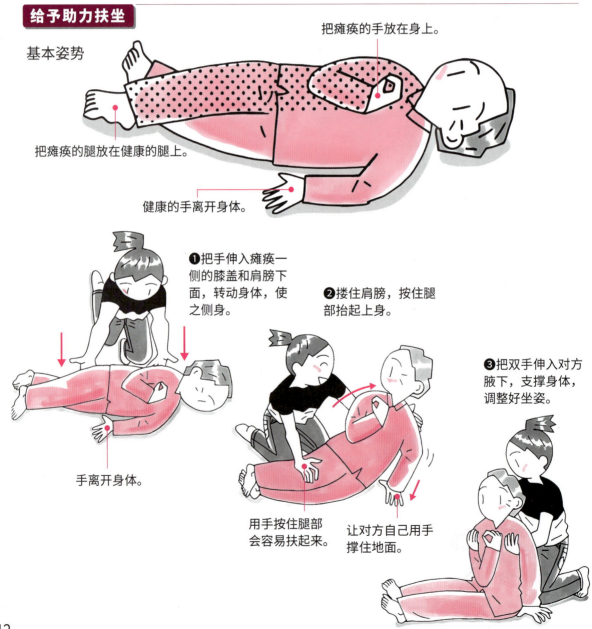

基本姿势
- 把瘫痪的手放在身上。
- 把瘫痪的腿放在健康的腿上。
- 健康的手离开身体。

❶ 把手伸入瘫痪一侧的膝盖和肩膀下面,转动身体,使之侧身。
- 手离开身体。

❷ 搂住肩膀,按住腿部抬起上身。
- 用手按住腿部会容易扶起来。
- 让对方自己用手撑住地面。

❸ 把双手伸入对方腋下,支撑身体,调整好坐姿。

全力帮助扶坐

基本姿势

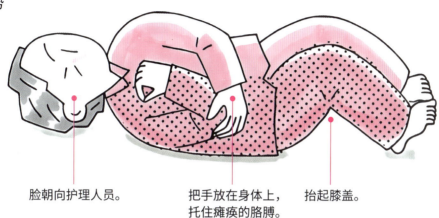

脸朝向护理人员。

把手放在身体上，托住瘫痪的胳膊。

抬起膝盖。

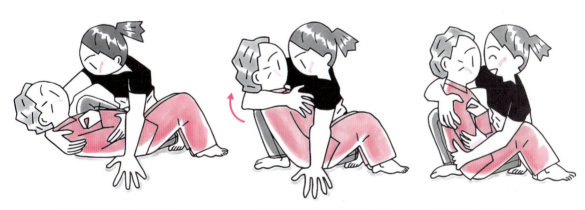

❶护理人员将一只手放在对方身体的另一边撑住，另一只手转到对方脖子后面搂住肩膀。

❷用搂住肩膀的手把对方上半身拉起来。

❸调整好坐姿。

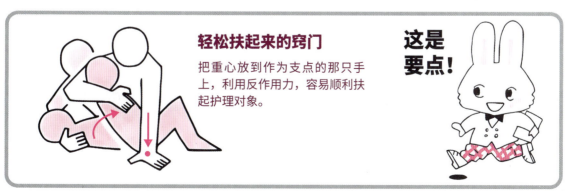

轻松扶起来的窍门

把重心放到作为支点的那只手上，利用反作用力，容易顺利扶起护理对象。

这是要点！

7 万一从床上掉下来

护理对象有时会从床上掉下来，这时不要慌张，尽快将对方扶起来挪回床上。如果一个人做不到，就叫人来帮忙。

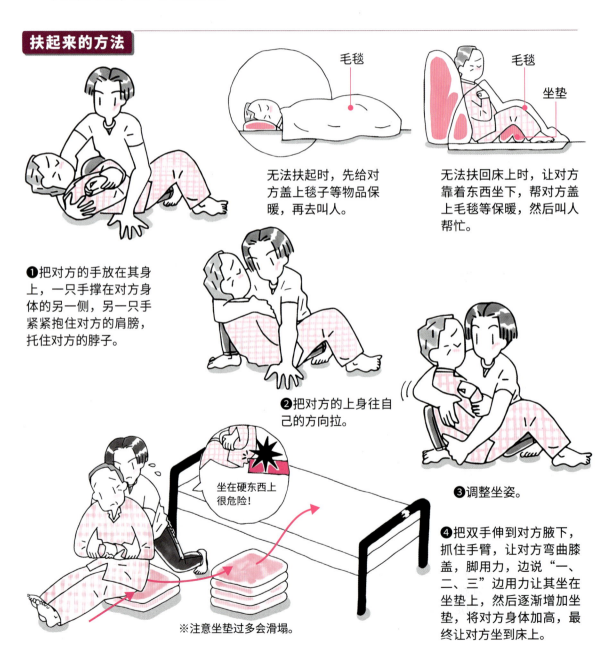

扶起来的方法

无法扶起时，先给对方盖上毯子等物品保暖，再去叫人。

无法扶回床上时，让对方靠着东西坐下，帮对方盖上毛毯等保暖，然后叫人帮忙。

❶ 把对方的手放在其身上，一只手撑在对方身体的另一侧，另一只手紧紧抱住对方的肩膀，托住对方的脖子。

❷ 把对方的上身往自己的方向拉。

❸ 调整坐姿。

❹ 把双手伸到对方腋下，抓住手臂，让对方弯曲膝盖，脚用力，边说"一、二、三"边用力让其坐在坐垫上，然后逐渐增加坐垫，将对方身体加高，最终让对方坐到床上。

坐在硬东西上很危险！

※注意坐垫过多会滑塌。

8 舒服地坐

即使护理对象无法起床,白天也要尽量让其有坐着的时间。尽量调整坐姿,让对方坐得舒服,不感到痛苦。

坐的方法

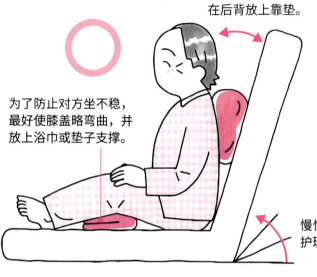

在后背放上靠垫。

为了防止对方坐不稳,最好使膝盖略弯曲,并放上浴巾或垫子支撑。

慢慢调整床的角度,抬起护理对象的身体。

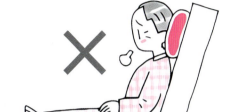

长时间保持这种姿势会让护理对象疲劳。

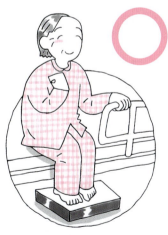

护理对象脚够不到地板时,可以降低床的高度或在其脚下放踏台,以便于对方保持稳定。

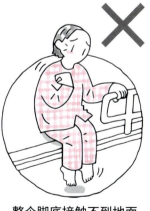

整个脚底接触不到地面就不稳定。

护理要点!

坐的重要性

只要抬起上半身坐着,视野就会开阔,可以得到的信息是躺着时的5倍,还可活动躺着时用不到的肌肉,方便进行康复训练,心肺功能也会提高。这时脚掌牢牢地踩在地面上很重要。另外,坐着时的腹压有助于排泄顺畅。如果能坐在轮椅上,身体移动时获得的信息量是坐着时的10倍。一开始训练会很辛苦,要循序渐进,努力使对方可以坐的时间增长。

9 从床上移动到椅子上

如果能自己从床上移动到椅子上，那也可以自己如厕或移到轮椅上。学会利用身体的自然移动和重心移动，不用太多的力气就可做到。

自己移动（基本）

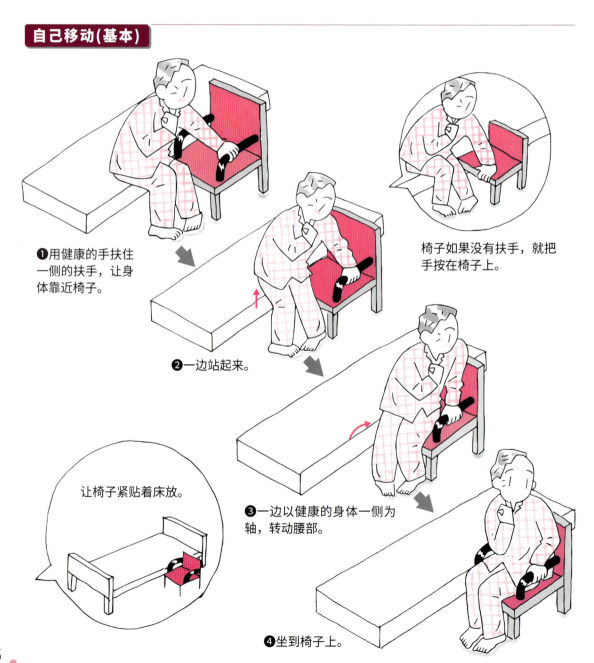

❶ 用健康的手扶住一侧的扶手，让身体靠近椅子。

椅子如果没有扶手，就把手按在椅子上。

❷ 一边站起来。

让椅子紧贴着床放。

❸ 一边以健康的身体一侧为轴，转动腰部。

❹ 坐到椅子上。

帮助移动 护理人员帮助护理对象自己移动的要领。

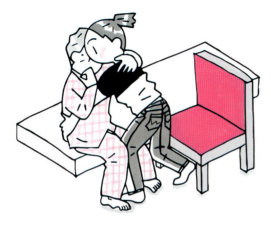

❶护理人员把腿前后分开，腰部放低，用手抱住对方腰部。对方用健康一侧的手搂住护理人员。

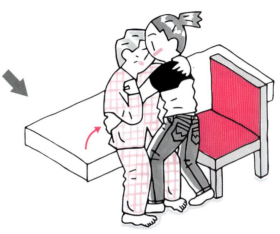

❷让护理对象身体前倾，护理人员抱住其腰部，使其站起来。

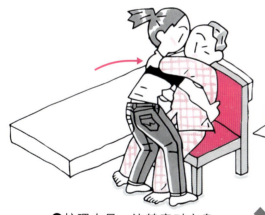

❸护理人员一边转变对方身体的方向，一边确认椅子的位置。

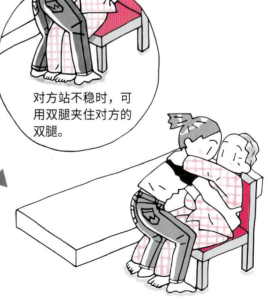

对方站不稳时，可用双腿夹住对方的双腿。

❹护理人员弯下腰，让对方坐到椅子上。

10 从椅子上站起来

人站起来的时候，上半身会自然向前倾。利用这个动作习惯进行护理，用较少的力量就能使对方站起来。

自然站立

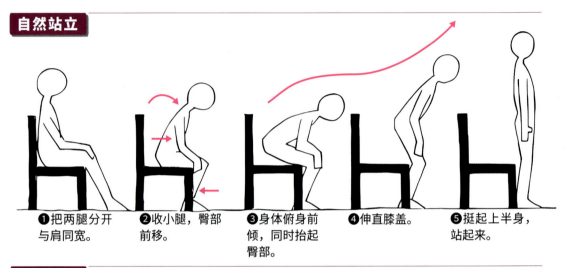

❶把两腿分开与肩同宽。
❷收小腿，臀部前移。
❸身体俯身前倾，同时抬起臀部。
❹伸直膝盖。
❺挺起上半身，站起来。

帮助站立

站立前的准备

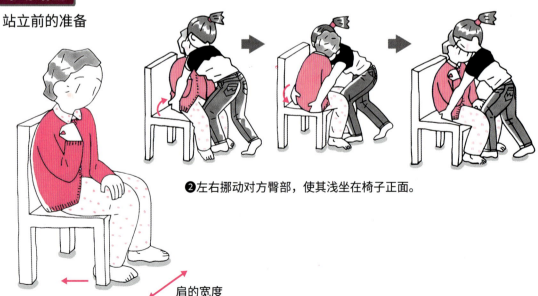

❷左右挪动对方臀部，使其浅坐在椅子正面。

肩的宽度

❶将对方的双脚打开到肩宽，把脚稍微往里收一点。

完全依靠护理人员站立

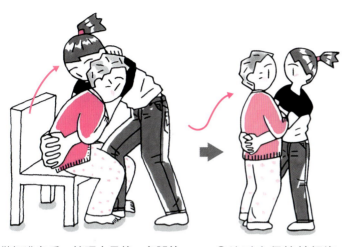

❶做好准备后，护理人员将一条腿放进对方两腿之间，双手搂住对方下腰。让对方用健康的手搂住护理人员的脖子。

❷让对方保持前倾姿势，然后边说"站起来"，边发力向上提，让其配合时机站起来。

请注意这里！

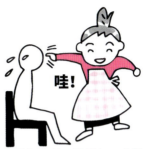

按住额头就无法前倾，也站不起来。

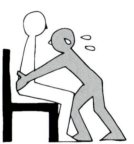

坐得太靠里，腰就抬不起来。

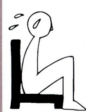

椅子太低，站不起来。

部分协助站立

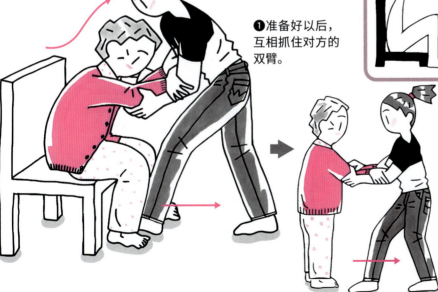

❶准备好以后，互相抓住对方的双臂。

❷护理人员说"站起来"时，一起发力，互相配合站起来。

11 更换床单

即使护理对象一直卧床，一周也要换一次床单，脏了的时候要随时换。床单干净，心情也清爽。

选择床单的要点

- 皮肤感觉舒适。
- 有吸湿性。
- 可以洗。

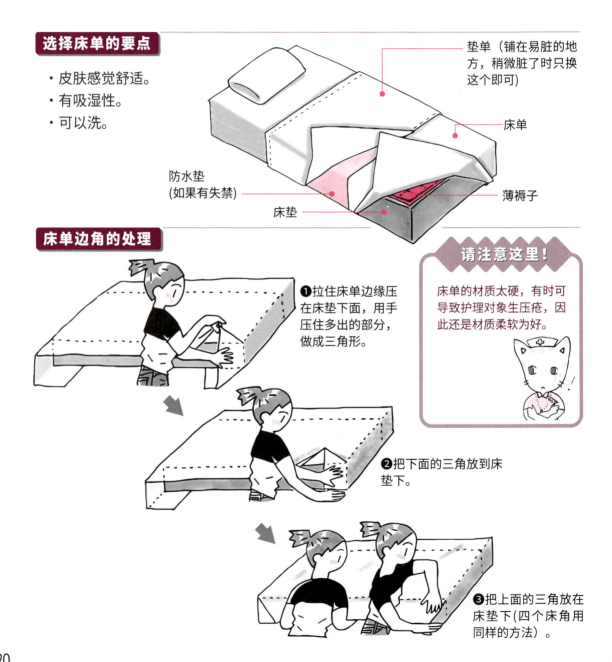

垫单（铺在易脏的地方，稍微脏了时只换这个即可）

床单

防水垫（如果有失禁）

床垫

薄褥子

床单边角的处理

❶ 拉住床单边缘压在床垫下面，用手压住多出的部分，做成三角形。

❷ 把下面的三角放到床垫下。

❸ 把上面的三角放在床垫下（四个床角用同样的方法）。

请注意这里！

床单的材质太硬，有时可导致护理对象生压疮，因此还是材质柔软为好。

卧床时换床单

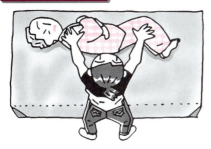

❶ 让护理对象身体侧翻。

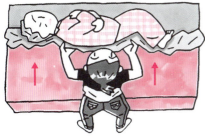

❷ 把脏床单卷成卷，掖到对方身体下方，用扫床用具扫净床上的垃圾。

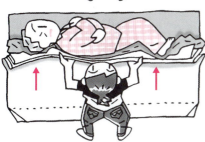

❸ 把新床单靠自己一侧的一半铺好，另一半掖到对方身体下面。

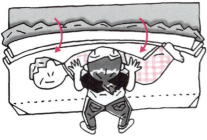

❹ 把对方身体向新床单一侧翻转移动。

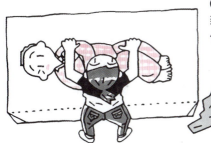

❺ 拿掉脏床单，铺平新的床单，把对方身体挪回床中央。

稍稍花点儿心思！

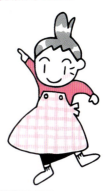

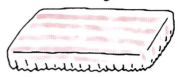

如果觉得床单边角的处理比较麻烦，可以用床单套，很方便！

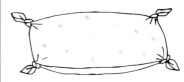

也可以把床单的四个角打结，做成床单套使用！

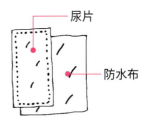

尿片

防水布

对失禁多的人，可以在防水床单下面铺上防水布(或大塑料袋等)或尿片(也可使用大号并有除臭效果的宠物尿垫)。

12 预防和处理压疮

睡姿长时间不变,身体与床接触的皮肤会被长期压迫,引起压疮。压疮很难治好,有症状时要及时和医生商量。

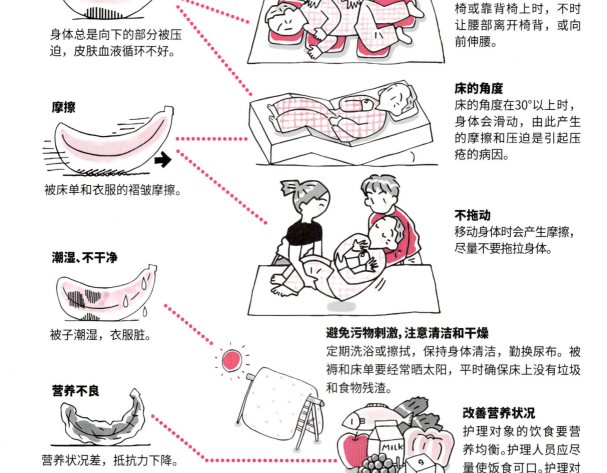

原因

压迫
身体总是向下的部分被压迫,皮肤血液循环不好。

摩擦
被床单和衣服的褶皱摩擦。

潮湿、不干净
被子潮湿,衣服脏。

营养不良
营养状况差,抵抗力下降。

预防

变换体位
每两个小时变换一次体位。能坐的人,坐在轮椅或靠背椅上时,不时让腰部离开椅背,或向前伸腰。

床的角度
床的角度在30°以上时,身体会滑动,由此产生的摩擦和压迫是引起压疮的病因。

不拖动
移动身体时会产生摩擦,尽量不要拖拉身体。

避免污物刺激,注意清洁和干燥
定期洗浴或擦拭,保持身体清洁,勤换尿布。被褥和床单要经常晒太阳,平时确保床上没有垃圾和食物残渣。

改善营养状况
护理对象的饮食要营养均衡。护理人员应尽量使饭食可口。护理对象应摄取足够的蛋白质和维生素。

处置

▶ 有这些症状和情况时,尽快请医生诊断!

变红了!
使用预防用具等,使发红的部分不受压迫。

有水泡了!
不要弄破水泡,敷上消毒纱布保护皮肤。水泡破了有感染的危险。

有伤口了!
保持伤口清洁,以免化脓。

溃烂了!
不要让该部分皮肤受到挤压,敷上消毒纱布。

想洗澡!
有可能改善症状,询问医生是否能洗澡。

容易生压疮的地方

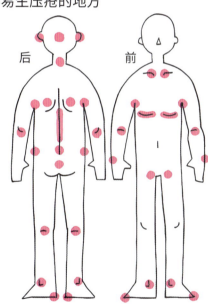

后　前

预防用具

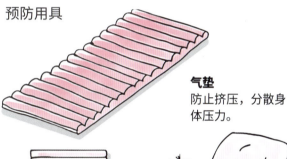

气垫
防止挤压,分散身体压力。

泡沫垫
泡沫塑料颗粒随体重移动,分散身体压力。

坐垫·靠垫·浴巾
用于患部不受压迫的体位。

护理要点

皮肤瘙痒怎么办

随着年龄增长,皮肤上的皮脂(在皮肤表面形成膜,保护皮肤不受细菌感染和衣服刺激)分泌功能变差,使皮肤干燥,容易发痒。保持身体清洁也很重要,但一天洗多次澡,反复擦搓身体,用过热的水洗澡,都会使皮肤干燥。因此洗澡和擦拭后,需要涂一些护肤液、乳液、保湿霜等保湿并补充皮脂。持续瘙痒、皮肤变红或出湿疹的时候,要请医生诊断,开一些止痒的药比较好。另外,瘙痒有时是内脏疾病引起的,所以要及时告诉医生和护士。

13 卧室环境和摆设

在什么样的卧室生活,对于长期卧床的老人来说非常重要。根据家庭情况,为对方营造一个舒适的环境吧!

理想的卧室环境

- 便于和家人打招呼,相互能听到对方的声音。
- 能看到室外,自然光充足。
- 卧室位于一层,靠近卫生间、盥洗室、浴室、家门口。
- 与家人共用一个房间时,用屏风或拉帘等保护老人的隐私。
- 室温:冬季18~22℃,夏季21~25℃(注意保持室温与走廊、厕所、浴室等温差适宜)。
- 湿度:60%RH左右(可用加湿器、湿毛巾、除湿机等调节)。

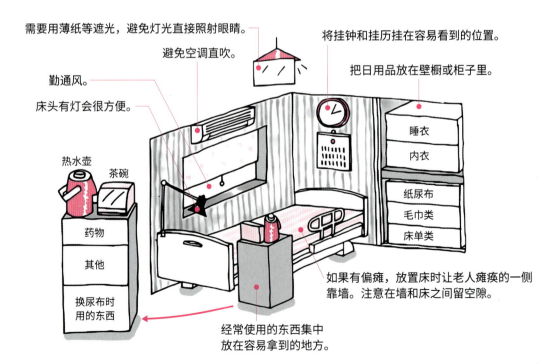

- 需要用薄纸等遮光,避免灯光直接照射眼睛。
- 避免空调直吹。
- 勤通风。
- 床头有灯会很方便。
- 热水壶
- 茶碗
- 药物
- 其他
- 换尿布时用的东西
- 将挂钟和挂历挂在容易看到的位置。
- 把日用品放在壁橱或柜子里。
- 睡衣
- 内衣
- 纸尿布
- 毛巾类
- 床单类
- 如果有偏瘫,放置床时让老人瘫痪的一侧靠墙。注意在墙和床之间留空隙。
- 经常使用的东西集中放在容易拿到的地方。

第 2 章

膳食和护理食谱

本部分列举了护理对象和家人能一起吃的食谱、如何做简单而营养丰富的护理食品、如何节省准备饭菜的时间以及老人吃饭时的注意事项等。争取让家人有更多的机会和老人一起吃饭吧。

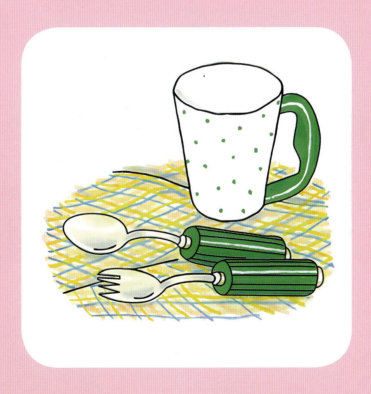

14

用酸味提振食欲

鲷鱼梅干拌米饭

没有食欲的时候，在米饭里加些酸味食物可以下饭。做白米饭时多花点心思就会有新鲜感，吃饭的乐趣也增加了。

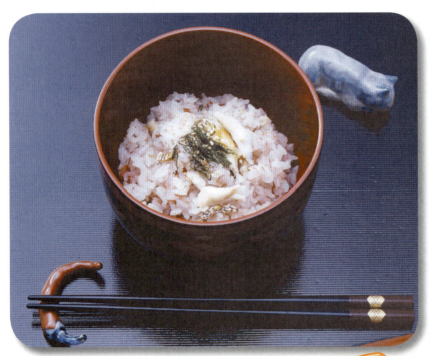

要点

没有食欲或者想多摄取水分，以及咽不下饭的时候，多加水煮就是粥。

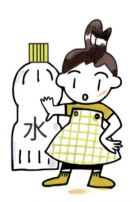

食材（4人份）

大米 两杯

A ┌ 水 两杯
  │ 酒 3 汤匙
  │ 昆布粉 2 茶匙
  └ 梅干（去核）3~4 个

鲷鱼切成两片

B ┌ 烤紫菜（切碎）少许
  │ 紫苏叶（切细）少许
  └ 芝麻少许

做法

❶ 大米在 30 分钟以前洗好，控干水分。

❷ 将❶和 A 放入电饭锅中煮（水量根据电饭锅的刻度调整）。

❸ 将鲷鱼洒上适量的盐烤熟，拆散鱼肉，去除骨头。

❹ 米饭蒸好后把梅干捣碎，加入❸搅匀。

❺ 把米饭盛在碗里，撒上 B。

换个做法

三文鱼拌饭

拌入梅干米饭中的烤鱼用三文鱼也很好吃。做法与鲷鱼拌饭完全一样，只需将三文鱼烤熟后拌在梅干米饭里即可。另外，也可以用老人喜欢的小沙丁鱼干、瓶装三文鱼等。单纯的梅干米饭也好吃。

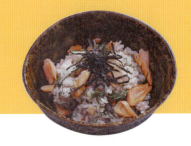

15

柔软易咀嚼的食品

意大利风味蒸鳕鱼

不时做些西餐换换口味，会增加食欲。不要以为上了年纪的人就只爱吃一成不变的餐食，创造机会让他们愉快地吃丰富多彩的饭菜吧。

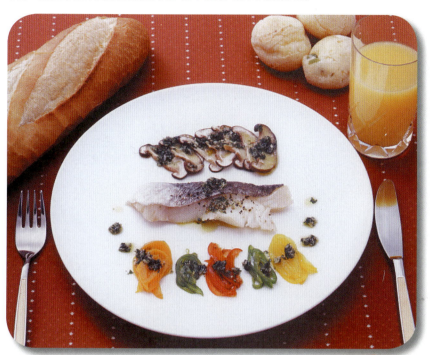

要点

肉质软嫩、味道清淡的鳕鱼是对老年人有益的食材。这道菜做法简单，用微波炉加热一下就行。护理人员繁忙时，这道菜是很好的选择。

材料（1人份）

鳕鱼块 1 块
胡椒少许
红黄彩椒（切丝）红、黄、橙色各 1/4 个
鲜香菇（切成薄片）小 1 个
A ┌ 橄榄油 1 汤匙
　├ 欧芹（大，切末）1 根
　├ 大蒜（大，切末）1~2 瓣
　├ 盐 1/3 茶匙
　└ 胡椒少许

做法

❶ 在鳕鱼上撒胡椒，和彩椒、鲜香菇一起摆在耐热盘上，盖上保鲜膜，用微波炉加热 2 分钟左右（功率 500 瓦）。

❷ 把 A 放入耐热盘中拌好，用微波炉加热 30 秒（功率 500 瓦）。

❸ 把❷浇在❶上。

换个做法

烤三文鱼

喜欢日餐的人可以试试烤三文鱼。做法是先将 1 大勺味噌酱、10 克黄油（切成 5 毫米见方）、1 茶匙砂糖、1 小匙酒、少许日式高汤混合制成大酱汁。把一块生三文鱼放在耐热盘上，在上面涂上一点酱汁，放上切丝的蔬菜和鲜菇等，淋上剩下的酱汁，用保鲜膜盖好，用微波炉加热 3 分钟至 3 分钟 30 秒即可（功率 500 瓦）。

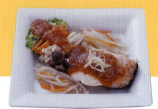

16

蛋白质丰富

橘皮果酱炖鸡肉

这是一道做法简单的肉菜。鸡肉的优质蛋白质和蔬菜的维生素,让这道菜营养丰富。

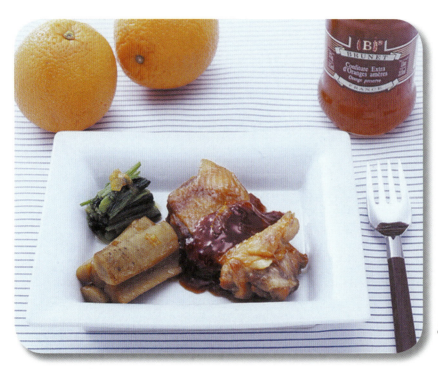

要点

护理对象吞咽困难时,可将鸡肉取出切碎放在汤汁里,起锅时加上一些淀粉汁增加滑感就容易下咽了。

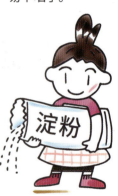

材料(1人份)

大蒜 1 瓣
牛蒡(切成 3 厘米长)
小松菜(切成 4 厘米长)
A ┌ 鸡腿肉 300 克
  │ 橘皮果酱 150 克
  │ 酱油 1/2 杯
  └ 酒 80 毫升
少许香橙(切丝)

做法

❶ 用刀背压扁大蒜,切 2~3 块。

❷ 牛蒡和小松菜分别焯一下。

❸ 把❶和 A 放进锅里,烧开后盖上盖用小中火煮 10 分钟,再用小火煮 3~5 分钟(如果喜欢味道浓的多放些酱油,如果喜欢甜味可加一点白糖)。

❹ 鸡肉煮好后盛在盘子里。

❺ 把❷放进汤汁锅里煮一下,摆在❹的旁边,用香橙装饰小松菜。

❻ 把汤汁浇在鸡肉上。

换个做法

用剩下的汤汁做配菜

"橘皮果酱炖鸡肉"的配菜可使用胡萝卜、白萝卜、竹笋、魔芋、炸豆腐等自己喜欢或想吃的东西。另外,把牛肉和豆腐放入剩下的汤汁中煮,就成了牛肉炖豆腐。蔬菜和肉味融合的可口汤汁,可以做成各种各样的炖菜,对做护理餐来说很方便。

17

水分充足！容易下咽！

咖啡杯蒸蛋羹

蒸蛋羹营养丰富、水分多、容易吞咽，深受老年人喜爱。用以下方法简单易做、成功率高，可以试着做一下。

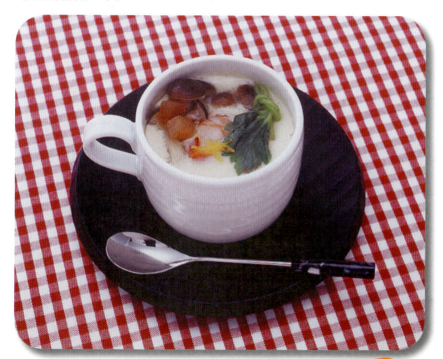

要点

对于喝汤困难的人来说，这道菜水分多，可代替汤。不加配菜，只要增加一些切成细丝的紫菜或紫苏叶就很好吃。

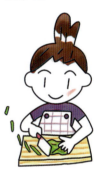

材料（2 人份）

A ┌ 高汤　少许
　├ 盐　　1/2 茶匙
　├ 酱油　1/2 茶匙
　└ 酒　　1 茶匙
鸡蛋 1 个
B ┌ 炖萝卜
　│ （做法请参考"换个做法"）
　├ 无头虾 2~3 只
　├ 三叶菜（切成 2 厘米长）
　│ 　2 根
　├ 平菇 少许
　├ 金针菇 少许
　└ 香菇（切薄片）少许
水适量
香橙（切丝）少许

做法

❶把 A 放入碗中搅匀。

❷将鸡蛋打散，与❶搅匀。

❸把❷倒入咖啡杯中，而后加上 B。

❹在锅中加水（不到咖啡杯高度的一半），加热，水稍热后关火，放入❸，用热水烫。

❺再次点火，用小火加热 5~7 分钟，用竹签扎一下蛋羹，表面不冒汤汁就熟了。

❻取出❺用香橙装饰。

换个做法

炖萝卜

炖萝卜也可以用汤勺的背面捣烂后再吃。做法是将中等大小萝卜的 1/3 切成 1 厘米见方的小块后煮熟，放在笊篱里沥干水。在热锅中放入少许芝麻油，放入煮熟的萝卜翻炒，加入 2 勺半的酒、2 勺酱油、2 小勺糖调味。多做一些，可放在米饭上，也可用作挂面等主食的配菜。

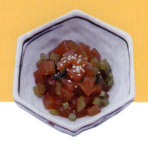

18

充分摄取维生素 C

热腾腾的奶汁烤土豆

土豆中含有丰富的维生素 C。另外,奶汁烤土豆食材中的牛奶和奶酪含有丰富的钙,对预防骨质疏松症有一定作用。

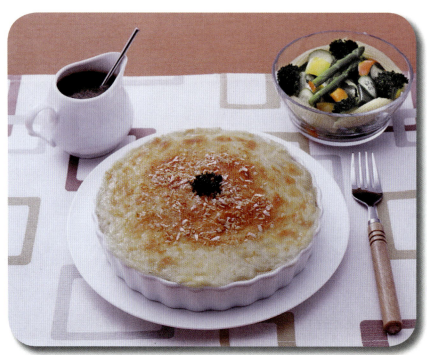

要点

这道菜口感软滑,吞咽困难的人也易食用。因为和肉末土豆饼用料一样,所以做土豆饼时可以多准备原材料一起做。

食材 (4 人份)

中等大小的土豆 5 个
黄油 20~30 克
牛奶 100~150 克
盐 少许
胡椒 少许
色拉油 1 汤匙
洋葱(切碎)中等大小 1 个
猪肉末 100~150 克
调味汤料 1.5 茶匙
盐 少许
胡椒 少许
黄油 少许
可融化奶酪 少许
面包粉 少许

做法

❶土豆切成适当大小,煮软。

❷把❶在锅中捣碎,放入黄油、牛奶,用小火,放盐和胡椒调味,煮走水分。

❸在煎锅里放入油,放洋葱、猪肉末炒一下,加调味汤料、盐、胡椒调味。

❹在烤盘四周抹黄油,将❷的一半放入,在上面放❸,再放剩下的❷。

❺在❹上面撒上可融化奶酪和面包粉。

❻用烤箱烤出焦皮。

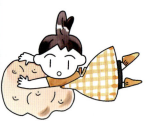

换个做法

咖喱炒土豆

中等大小的土豆 3~4 个切成丝,洗一下,沥干水。然后把 1/2 中等大小的洋葱、1 个青椒和 70 克培根切成细丝。在煎锅中加入 2/3 勺油,翻炒土豆丝、洋葱和青椒。土豆变色后,用 1 茶匙调味汤料、少许盐和胡椒、咖喱粉调味。为吞咽困难的人准备这道菜时可将材料切得更细碎一些,然后加水煮软。

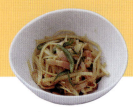

19

多吃青菜保证营养充分
维生素火锅

蔬菜加热后体积减小，希望护理对象多吃蔬菜的时候可选这道菜。吃煮蔬菜能帮助其摄入人体容易缺乏的维生素。

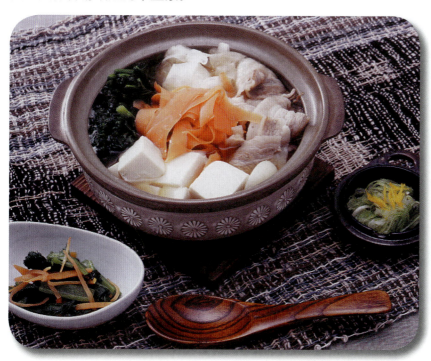

要点

对于吞咽困难的人，可以在火锅做好后准备对方食量的肉和菜，切碎后加入5～6汤匙锅里的汤，与淀粉调成淀粉羹。这样更容易吃下去。

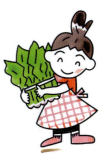

食材（4人份）

高汤 5 杯
盐 不到 1 汤匙
酱油 2 汤匙
大蒜 3 瓣
菠菜 1 把
萝卜 1/2 根
中等大小的胡萝卜 1 根
豆腐（切成一口大小）
　　1 块
五花肉（切成一口大小）
　　200 克

做法

❶锅里加入高汤，把盐、酱油、大蒜放在锅里煮。

❷菠菜焯水，切成5厘米长。萝卜和胡萝卜用去皮器去皮切块，稍煮一下使其变软。

❸如果在意肉的脂肪，可先煮一下去油。

❹❶开锅后，放入❷和❸一起煮。

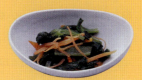

凉拌小松菜

香油的香味能激发食欲，做凉拌菜很简单。做法是将一小把小松菜焯水，切成3厘米长，挤出水分。再加上1/3小匙盐，1/2小匙香油拌匀。

纳豆拌韭菜

这道菜用含有丰富营养的韭菜来制作。做法是把韭菜焯水，挤出水分，切成1厘米长，放入一盒碎纳豆和附加的酱汁、芥末，拌好即可。

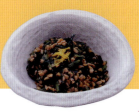

20 容易吞咽的零食
橘子冻和奶油奶酪冻

老人的快乐时光之一是吃零食的时间。吞咽困难的人可吃果冻类，易于吞咽，也可摄取水分。

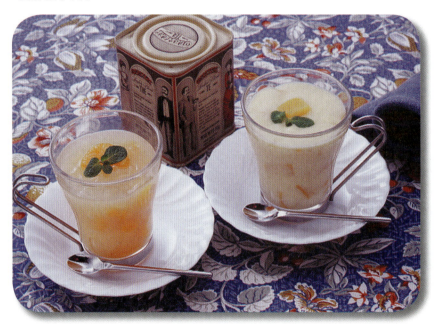

要点

适量加入玉米淀粉和砂糖，就能做出老年人喜欢的口感和味道。另外，还可通过变换果汁和水果做出其他各式甜品。

橘子冻（照片左）

食材（2人份）

橘子罐头 1 罐
水 适量
砂糖 1~2 茶匙
玉米淀粉 2 汤匙
水 1~1.5 汤匙
薄荷

做法

❶把罐头糖水与水和在一起做成一杯的量。

❷把❶和砂糖放进锅里煮沸。

❸把用水调开的玉米淀粉倒入❷中，根据喜好调节软硬。

❹把❸放凉后，放入罐头里的橘子，装饰薄荷叶，在冰箱冷却。

奶油奶酪冻（照片右）

食材（2人份）

橘汁 1 杯
砂糖 1~2 茶匙
奶油奶酪 20~30 克
玉米淀粉 2 汤匙
水 1~1.5 汤匙
桃子罐头（切成一口大小）适量
薄荷 少许

做法

❶把橘汁和砂糖放在锅里煮开。

❷在另一个锅里放入奶油奶酪，搅拌使其变软。

❸等❶放凉后，一点点加入❷搅拌，放在火上，用调开的玉米淀粉增加黏度。

❹在❸中放入罐头里的桃子，轻轻搅拌，盛在杯中装饰上薄荷叶，用冰箱冷却。

换个做法

红豆牛奶冻

喜欢日式点心的人可以试试用罐头红豆做果冻。做法是：将1/2 杯牛奶和 1~2 小匙砂糖放入锅中煮开，然后将 1 汤匙葛粉调开，一边搅拌一边放入锅中煮，黏稠后关火，放凉后在碗中按照红豆、牛奶、红豆的顺序装杯，并装饰香橙皮。

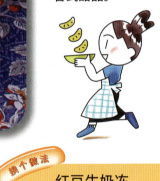

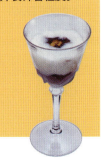

21 做护理饮食的窍门

在老人看得见的地方做饭，做饭的声音和香味能促进食欲。另外，和家人一起吃饭会让老人觉得饭菜更香。

设法让护理对象和家人吃相同的东西

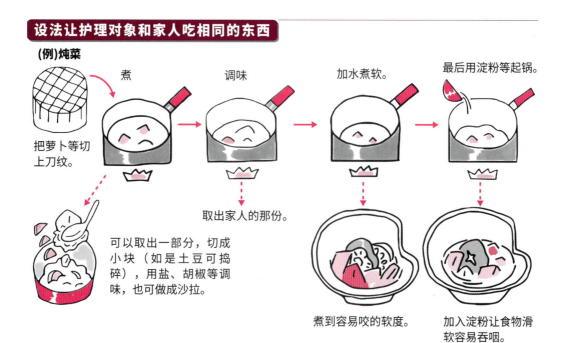

花心思提振护理对象的食欲

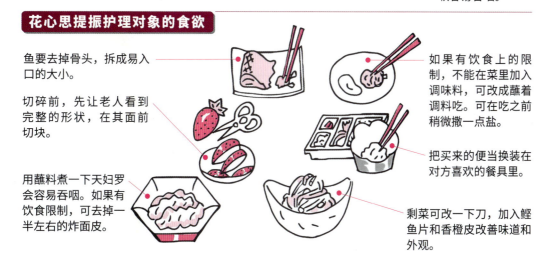

22 餐前准备

在生活中，吃饭是特别愉快的事。在护理对象吃饭前提前准备，让老人调整成方便进食的姿势，防止吃饭时撒漏饭菜，让对方放心吃饭。

吃饭前要做的事

- 排泄完毕。
- 调整吃饭的姿势。
- 洗手或擦手。
- 漱口，或者喝点茶和水，湿润口腔。

调整吃饭姿势的方法

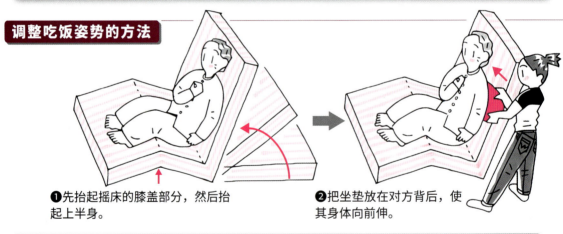

❶先抬起摇床的膝盖部分，然后抬起上半身。

❷把坐垫放在对方背后，使其身体向前伸。

躺着吃饭时

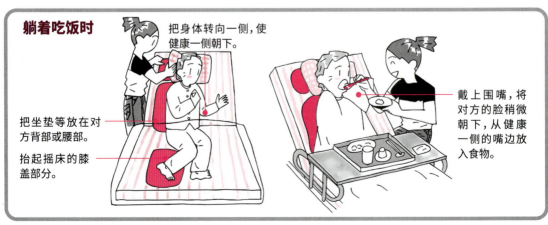

把身体转向一侧，使健康一侧朝下。

把坐垫等放在对方背部或腰部。

抬起摇床的膝盖部分。

戴上围嘴，将对方的脸稍微朝下，从健康一侧的嘴边放入食物。

围嘴的系法

撒漏食物少的情况

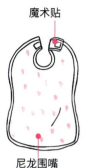

魔术贴

尼龙围嘴

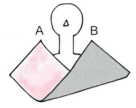

也可用这样的方法：把大号手绢或方巾斜对折，如图，将A角和B角在脖子后边系一个结。

撒漏食物多的情况　　撒漏食物严重的情况

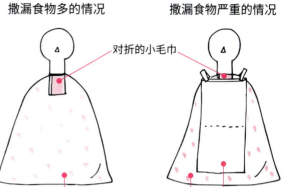

对折的小毛巾

食围嘴（大）

用夹子夹住纸质餐巾。

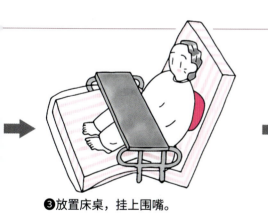

❸ 放置床桌，挂上围嘴。

坐轮椅的情况

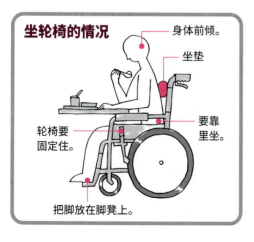

身体前倾。
坐垫
要靠里坐。
轮椅要固定住。
把脚放在脚凳上。

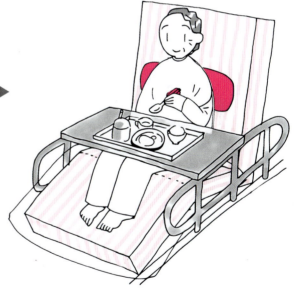

❹ 做好准备后送饭。自己吃可控制食速和食量，误咽的可能性也会减小。

23 自己吃

准备好便利的餐具（辅助餐具），把食物做成易入口的大小和易咽的形状，尽量让对方自己吃饭。

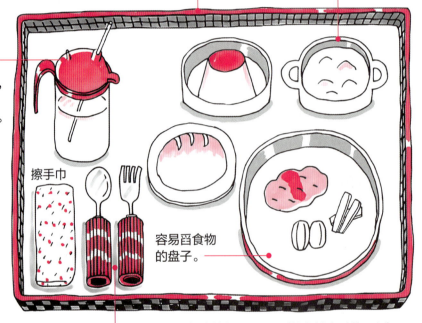

使用辅助餐具的餐桌

- 有边沿，不会让餐具滑落的托盘。
- 放得稳的碗和小碟。
- 不易洒的杯子，杯把挪至对方健康手的一侧。
- 擦手巾
- 容易舀食物的盘子。
- 与嘴大小契合的勺子和叉子（放在健康手的一侧）。

自己吃饭的重要性

让护理对象自己吃饭也是手和嘴的康复训练。另外，护理对象按自己的心意吃饭，独立进食的自信会使其心情愉快，饭菜变得更加可口。如果已经失去用嘴进食的能力，护理对象下一步可能会有压疮等全身状态恶化的情况。因此，即使有半身不遂，也要尽可能让护理对象用自己的力量吃饭，这很重要。

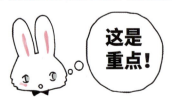

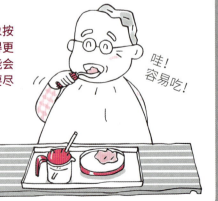

哇！容易吃！

使用顺手的辅助餐具

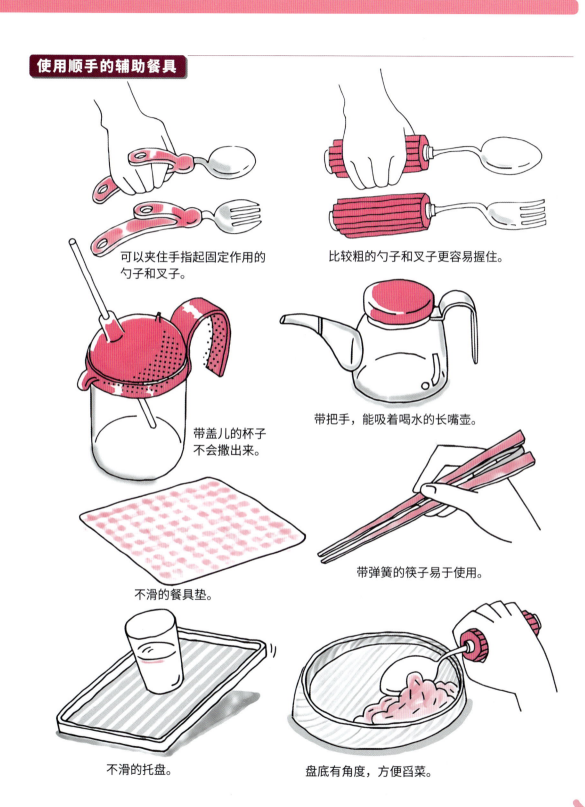

可以夹住手指起固定作用的勺子和叉子。

比较粗的勺子和叉子更容易握住。

带盖儿的杯子不会撒出来。

带把手,能吸着喝水的长嘴壶。

不滑的餐具垫。

带弹簧的筷子易于使用。

不滑的托盘。

盘底有角度,方便舀菜。

24 让对方安全进食的方法

吃饭的时候，身体稍微前倾的姿势更自然舒适。用这种姿势进食，可以预防误咽，而且护理对象可以看到菜肴，有益于增进食欲。

护理吃饭的要点

- 护理对象对吃饭有压力时，可以在护理进食时说些轻松的话题。
- 对方自己能吃就让其自己吃。
- 饭后喝茶，清洁口腔（预防吸入性肺炎）。

吞咽的技巧

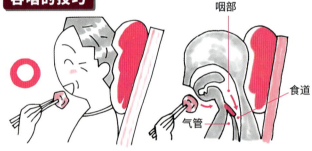

吃东西时，最好收下巴。让气管入口关闭，避免食物进入肺里。

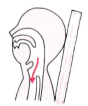

高龄老人气管入口可能有缝隙，或是关闭迟缓，容易引起误咽。如果进食时抬起下巴，食物容易进入气管。

科学的喂食方法

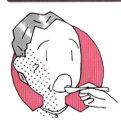

从嘴的健康一侧放入食物。瘫痪一侧很容易残留食物，饭后一定要清理干净。

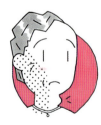

吃完一口再吃下一口，别着急，慢慢来！

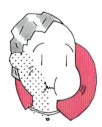

让对方认真咀嚼食物，可防止痴呆。

请注意这里！

细小的鱼骨头要剔除。

确认是不是一口的分量。

食物大的时候，切成一口大小喂食。

确认温度（注意避免烫伤！）。

第 3 章

排泄护理

谁都不想被人照顾着排泄。但是，在护理工作中，这是不可避免的。要考虑对方的心情，护理时尽量帮助他们自立。

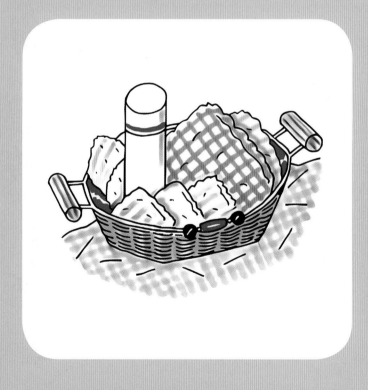

25 改善厕所环境

即使身体不便的人，也想自己解决排泄。改善好厕所环境，保持使用方便很重要。

厕所环境的整顿要点

● 保持清洁，注意通风和除臭。
● 冬天用小型加热器或加热便座，保持厕所内的温度（如果厕所狭窄，可将加热器放在厕所上方）。
● 灯光明亮，可以看清脚底。
● 安上扶手。
● 不要有台阶。
● 有呼叫按钮，以备紧急情况。
● 使用轮椅时，轮椅和便座的高度要一致。

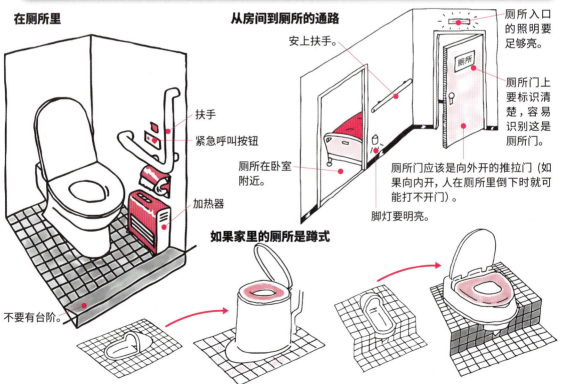

在厕所里
- 扶手
- 紧急呼叫按钮
- 加热器
- 不要有台阶。

从房间到厕所的通路
- 安上扶手。
- 厕所在卧室附近。
- 厕所入口的照明要足够亮。
- 厕所门上要标识清楚，容易识别这是厕所门。
- 厕所门应该是向外开的推拉门（如果向内开，人在厕所里倒下时就可能打不开门）。
- 脚灯要明亮。

如果家里的厕所是蹲式

对于需要护理的人来说，坐式厕所不需要深度弯曲膝盖，可以轻松排泄，比蹲式厕所好。如果是蹲式，可在上边放上坐式便座，不用施工并且很容易安装。

26 在厕所里的护理

如果对方可以移动身体，尽可能创造条件让其自己如厕。护理对象在厕所里移动有困难时，护理人员只给予必要的护理。

护理的顺序

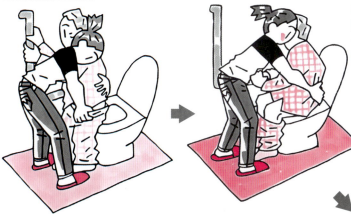

❶让对方臀部朝着便座方向，抓住扶手站稳，护理人员脱下对方的裤子。

❷在对方抓住扶手的状态下，护理人员一边撑住对方的腰，一边慢慢地让其坐下，之后护理人员暂时离开厕所。

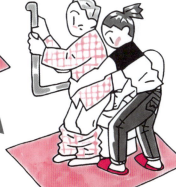

❸解手后，护理人员再一次进入厕所。让对方抓紧栏杆，护理人员扶着腰，边说"一、二、三"，边扶起对方。在这种状态下，为对方从前向后擦拭臀部。

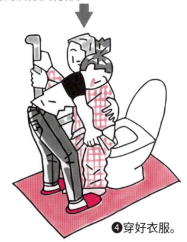

❹穿好衣服。

这是要点！

善后处理很轻松！

如果是温水清洗式马桶，可以自己清洗臀部，护理人员只要擦掉对方臀部的水就可以了，排便后的善后处理轻松。

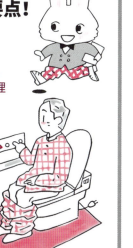

27 移动马桶的用法

去厕所有困难时，或是感到尿意后来不及去厕所，可使用移动马桶。移动马桶的样式应根据护理对象身体的状态选择。

确认要点

马桶产品设计风格

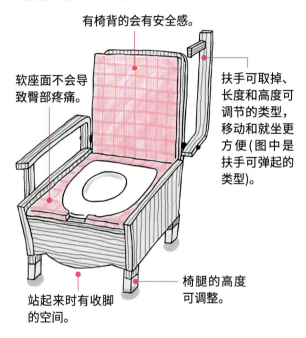

- 有椅背的会有安全感。
- 软座面不会导致臀部疼痛。
- 扶手可取掉、长度和高度可调节的类型，移动和就坐更方便（图中是扶手可弹起的类型）。
- 站起来时有收脚的空间。
- 椅腿的高度可调整。

一体型

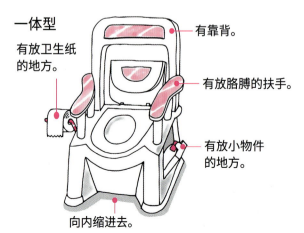

- 有放卫生纸的地方。
- 有靠背。
- 有放胳膊的扶手。
- 有放小物件的地方。
- 向内缩进去。

清洗方法和准备

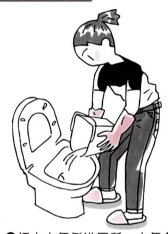

❶ 把大小便倒进厕所。大便多的时候，在便盆内多放点水，一边晃动一边倒掉。

❷ 可以用洗脸盆把水倒进马桶便盆里，涮干净，再喷上厕所用洗涤剂，用刷子刷洗。

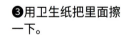

❸ 用卫生纸把里面擦一下。

❹ 放入水和除臭剂。

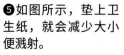

❺ 如图所示，垫上卫生纸，就会减少大小便溅射。

使用方法

❶ 让对方搂住护理人员的后背,护理人员搂住对方的腰部,让其站起来。

❷ 以健康侧的脚为轴转动身体,将对方后背调整至对着便座,护理人员用一只手扶住对方的身体,另一只手帮助对方脱下衣服。这时让对方身体向前倾,重心前移。

移动马桶容易发生的问题

塑料材质又没有扶手的移动马桶很轻,对方坐下时会容易坐不稳。使用这种类型的马桶时,要充分利用移动厕所的护栏。

护理对象从床上到移动马桶时,有扶手可以抓住会比较安心。注意木制扶手较滑,最好在扶手上缠上布来防滑。

❸ 让对方坐下后,护理人员暂时离开房间。

❹ 解完手后让对方弯下腰再擦臀部,为对方穿衣时要领和脱下时相同。

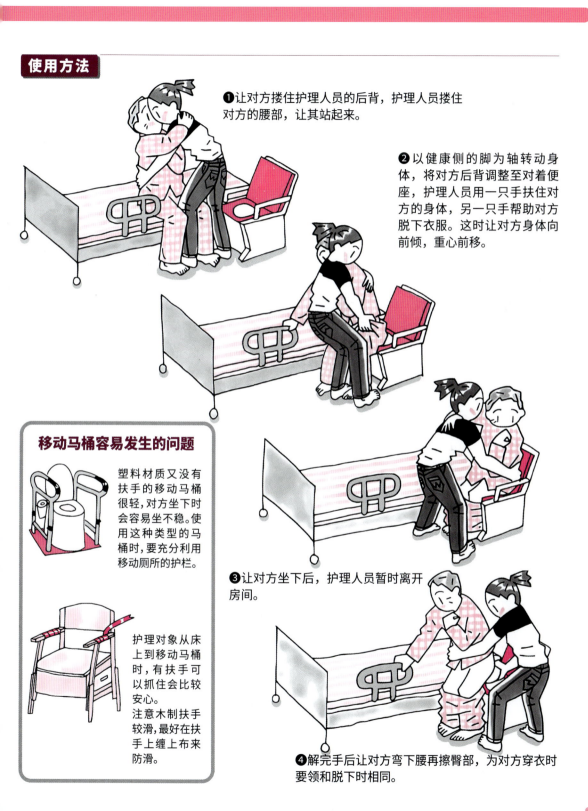

28 尿壶的用法

被别人照顾排泄，对谁而言都是很不情愿的事，关乎护理对象的羞耻心和自尊心。护理时，要把对方身体暴露的部分控制在最小限度，快速解决。

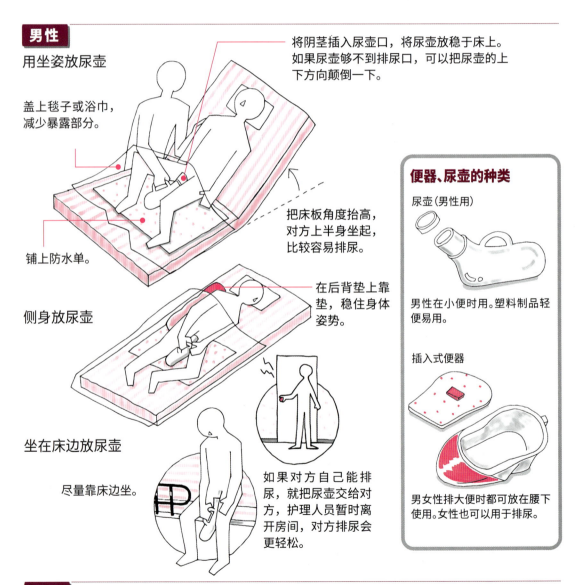

男性

用坐姿放尿壶

盖上毯子或浴巾，减少暴露部分。

铺上防水单。

将阴茎插入尿壶口，将尿壶放稳于床上。如果尿壶够不到排尿口，可以把尿壶的上下方向颠倒一下。

把床板角度抬高，对方上半身坐起，比较容易排尿。

侧身放尿壶

在后背垫上靠垫，稳住身体姿势。

坐在床边放尿壶

尽量靠床边坐。

如果对方自己能排尿，就把尿壶交给对方，护理人员暂时离开房间，对方排尿会更轻松。

便器、尿壶的种类

尿壶（男性用）

男性在小便时用。塑料制品轻便易用。

插入式便器

男女性排大便时都可放在腰下使用。女性也可以用于排尿。

女性

大小便都使用插入式便器，放入方法参照下页。

29 插入式便器的用法

放便器时，如果对方有力气抬起腰，就让其配合。把便器放好后，护理人员暂时离开房间，直到排便结束时再回来。

要准备的物品

- 防水布(大号垃圾袋等)
- 浴巾
- 卫生纸
- 臀部擦巾
- 喷壶（装上温水）
- 坐垫

基本姿势

- 立起膝盖。
- 坐垫(侧身时垫在腰下)。
- 手放在身上。
- 两腿轻轻打开。
- 铺好防水布。

腰不能上抬时

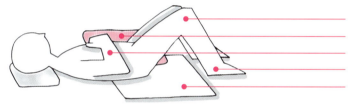

浴巾

把便器的中央对准肛门。

坐垫

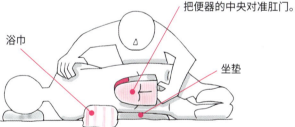

❶ 让对方侧身，把浴巾放在仰卧时腰部的位置，然后把便器对好臀部放入。

❷ 一边按住便器以免错位，一边让对方面朝上慢慢躺下。

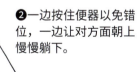

卫生纸

❸ 对方是女性时，铺上折叠成长条的卫生纸引导尿液。对方是男性时，把尿壶放好（抬起上身容易排便）。

腰能上抬时

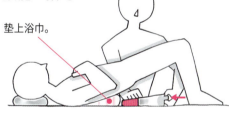

垫上浴巾。

说"一、二、三"，双方配合，在对方腰抬起时迅速放入便器。

使用便器前的准备

把这个位置对着肛门，放入便器。

给便器浇些热水避免对方感到冰凉。

脚侧

头侧

卫生纸（铺上卫生纸避免大小便溅出来）。

45

30 开始使用尿不湿

尿失禁症状会让护理对象终日不安。为了使其安心生活,可以使用尿不湿和尿袋。这也是个敏感问题,护理人员要慎重对待。

注意事项

- 如对使用尿不湿有抵触,开始时可用成人尿垫和失禁内裤。
- 2~3个小时检查一次排泄状态,掌握对方的排泄规律。
- 如果尿不湿弄脏了,尽快更换。
- 更换时,用毛巾等遮掩,避免让对方感到羞耻,在短时间内完成。
- 检查皮肤是否有肿胀、伤口或压疮等。
- 尿不湿和床单的褶皱,是造成压疮的原因之一,要及时铺平。

房间气味的对策

- 经常通风。
- 尽快处理使用后的尿不湿和移动马桶等。
- 使用消臭剂、除臭剂、芳香剂等消除房间气味,增加香味。

护理重点

开始使用尿不湿的时机

不要因为对方尿了几次裤子,就马上使用尿不湿。首先要考虑一下为什么失禁。造成失禁的原因有:❶上厕所困难;❷手指不灵便;❸没能顺利地脱下内裤;❹想去厕所却没憋住;❺一打喷嚏或咳嗽,尿就出来了;❻完全没注意到,尿就出来了。知道了原因以后,就可在衣物上下功夫,或者按时间提醒对方上厕所,还可以通过观察对方有便意时的表现和神态,在失禁前对应。不管是谁用尿不湿都会有抵触感,一旦使用还会灰心丧气,甚至卧床不起。请护理人员把尿不湿看作最后的手段。稍微失禁时,用尿垫就可安心外出,不必将对方关在家里。

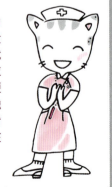

选择尿不湿的方法

可以根据尿失禁的程度和尿量,选择适合室内用或是外出用的尿不湿。尿不湿种类很多,不清楚时可以咨询商店或厂家。

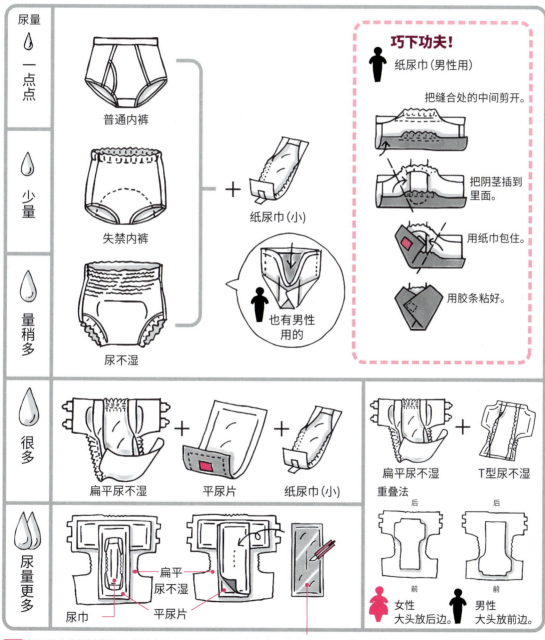

花点心思 把平尿片的塑料膜剪开,翻过来垫在尿不湿里,两面就都能吸收水分。注意只剪开塑料膜部分。剪得太深会使里边的吸收芯层破损,使聚合物(凝固尿的物质)露出,摩擦皮肤会引起红肿。

31 尿不湿的准备和更换

尿不湿要常换以保持清洁。保持房间通风良好，不让大小便的气味给护理对象和护理人员带来不快，这一点很重要。

需要准备的东西

泡沫洗手液（或普通肥皂）

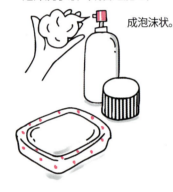

成泡沫状。

冲洗瓶（预先装上温水）

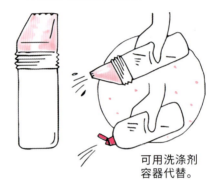

可用洗涤剂容器代替。

卫生纸（折成方便用的形状）

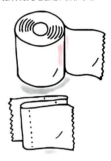

尿不湿（这是已重叠好的）

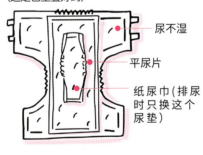

- 尿不湿
- 平尿片
- 纸尿巾（排尿时只换这个尿垫）

塑料手套

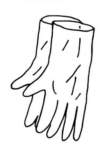

处理用过的手套

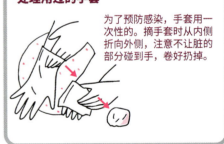

为了预防感染，手套用一次性的。摘手套时从内侧折向外侧，注意不让脏的部分碰到手，卷好扔掉。

塑料袋（作为垃圾袋用）

折叠起来很方便。把用过的尿不湿等全放进去，扎好口扔掉。

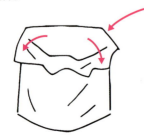
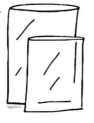

擦臀部（毛巾或小布块）

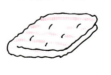

剪成15~20厘米见方的布块。

擦臀部的方法

做热湿巾的方法请参照第63页。

装进塑料袋，趁温热时使用。

基本姿势

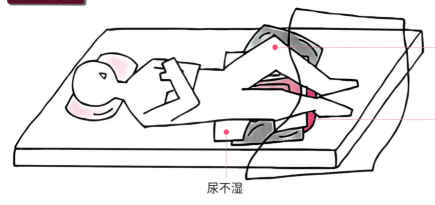

抬起膝盖，用垫子托起。这时垫子必须放在尿不湿下面。

放入垫子，提起尿不湿。

尿不湿

排尿后换尿巾的顺序

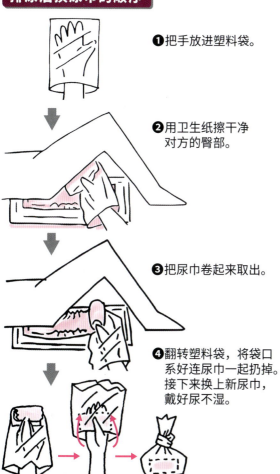

❶ 把手放进塑料袋。

❷ 用卫生纸擦干净对方的臀部。

❸ 把尿巾卷起来取出。

❹ 翻转塑料袋，将袋口系好连尿巾一起扔掉。接下来换上新尿巾，戴好尿不湿。

这是要点！

决定使用哪只手！

定好哪只手处理排泄物，只有那只手戴手套，用另一只手使用冲洗瓶等，会很顺手。

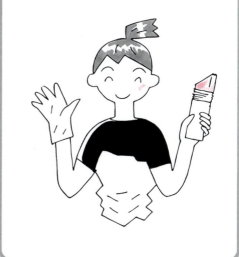

32 排便后换尿不湿

如果私处不干净，会容易滋生细菌和发生溃烂。私处一天至少要清洗一次，最好在排便后换尿不湿的时候洗。

换尿不湿的步骤(排便后) （护理人员在换尿不湿前要注意室内通风）

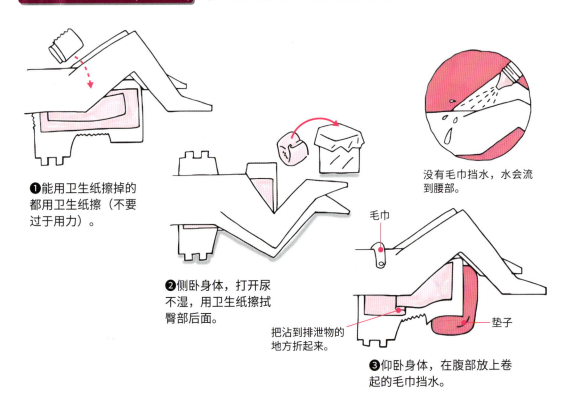

❶ 能用卫生纸擦掉的都用卫生纸擦（不要过于用力）。

❷ 侧卧身体，打开尿不湿，用卫生纸擦拭臀部后面。把沾到排泄物的地方折起来。

没有毛巾挡水，水会流到腰部。

毛巾

垫子

❸ 仰卧身体，在腹部放上卷起的毛巾挡水。

擦拭私处的方法 擦拭私处会让对方感到羞耻，产生抵触情绪，要考虑对方的隐私。

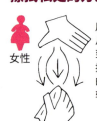

女性

用手张开阴唇，从上到下，从内到外，轻柔地擦拭，因为是柔嫩的部位，要用轻轻拍擦的手法。

男性

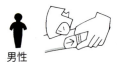

❶ 把包皮往上拉，擦拭包皮内部和龟头。

❷ 擦拭阴囊和阴茎。这时注意避免用力挤压睾丸。

❸ 抬起生殖器，擦拭两腿之间。

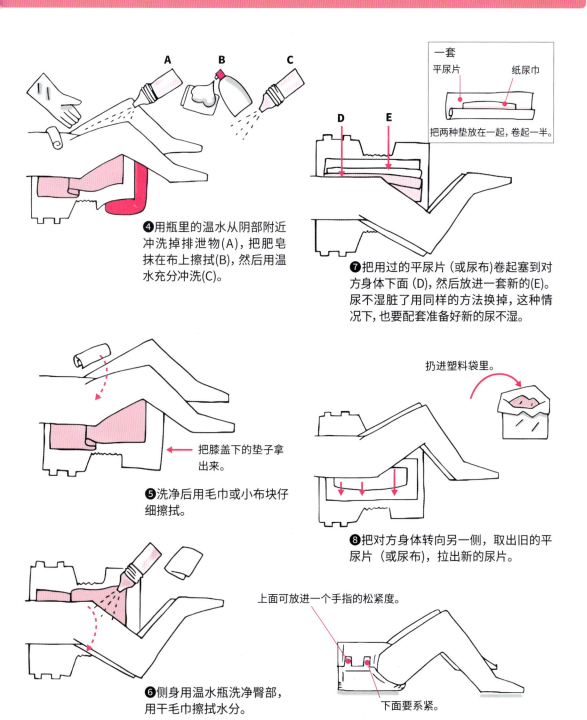

33 通便、灌肠

便秘胀肚很难受，食欲也会减退。护理对象实在排不出来时，先和医生商量一下再灌肠和通便吧。

通便的步骤

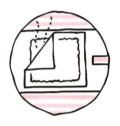

❶用保鲜膜包住热毛巾，捂在对方肚子上。

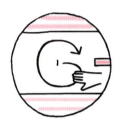

❷从里往外转圈揉肚子，促进肠蠕动。

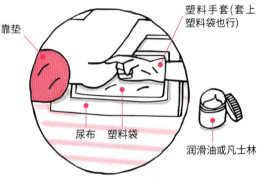

靠垫　塑料手套(套上塑料袋也行)　尿布　塑料袋　润滑油或凡士林

❸用戴着塑料手套的指尖在肛门上涂上润滑油或凡士林，使其肠道润滑后，排出大便。

灌肠的程序

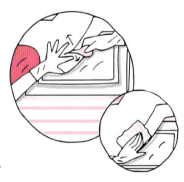

❶用戴着塑料手套的手扩展肛门做灌肠（最好事先把灌肠液加热到与体温接近）。

❷用布压住肛门，对方便意强烈时就会排泄。

※预防便秘，请参阅第108页。

护理要点

需要注意的排便症状

每天观察对方的排便情况，有下述症状时，要请医生诊断。
- 经常腹泻。
- 腹泻或便秘伴有腹痛、发烧、呕吐、乏力等。
- 大便黑色黏稠，散发恶臭，混有血液。
- 持续便秘，胀肚。

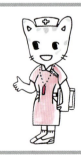

第**4**章

保持清洁

如果身体或房间有异味,护理对象和护理人员都会不舒服。再比如说,晚辈来探视护理对象时,如果气味不佳,可能就不愿靠近。让我们保持清洁,心情舒畅地生活吧。

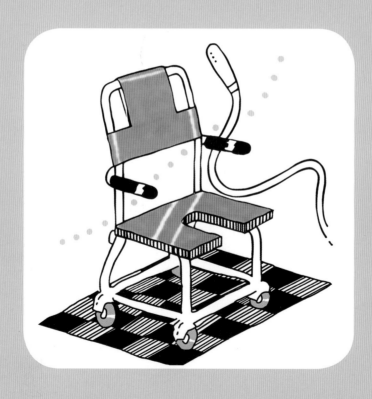

34 安全的浴室

为了让洗澡安全舒适，浴室很重要。可根据对方的身体状态，使用防滑垫、浴椅和扶手等。

理想的环境

❶减少移动距离：浴室和卧室最好在同一楼层，距离尽可能接近。
❷防止跌倒：去掉台阶，铺上防滑垫。
❸保证动作安全顺畅：使用浴板、浴椅等，让护理对象在坐着的状态下进出浴缸。
❹避免浴室和更衣室的温度差：特别是冬天，更衣室温度较低，换衣服时易着凉，可用暖气设备加热更衣室，避免与浴室的温度差。
❺紧急对策：独自洗澡时，家人要不时打招呼确认护理对象是否安好。
❻足够的空间：为确保护理的空间需要，浴室不放多余的东西。

浴室里的配置

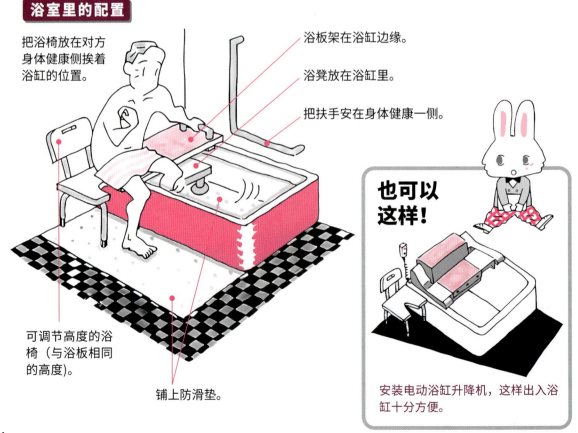

把浴椅放在对方身体健康侧挨着浴缸的位置。

浴板架在浴缸边缘。

浴凳放在浴缸里。

把扶手安在身体健康一侧。

可调节高度的浴椅（与浴板相同的高度）。

铺上防滑垫。

也可以这样！

安装电动浴缸升降机，这样出入浴缸十分方便。

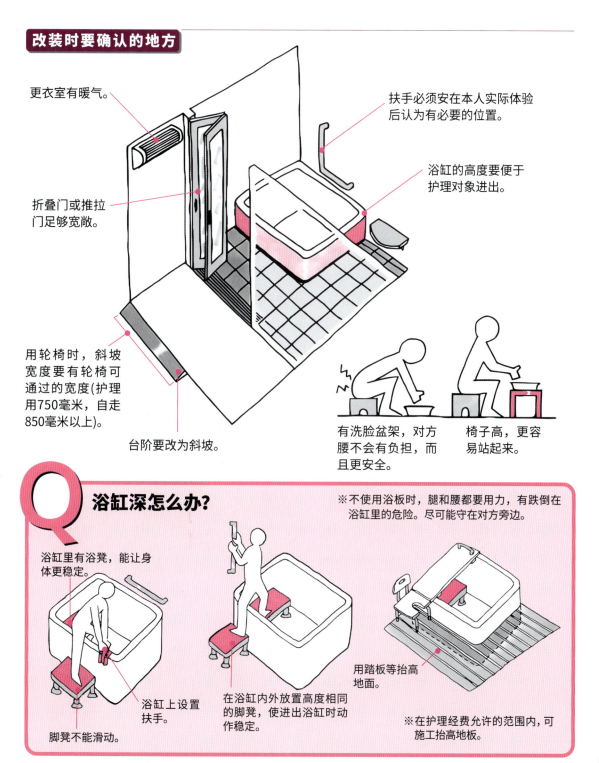

35 洗澡的准备和顺序

为了安全，在洗澡前后和洗澡时都有要注意的地方，要确认好这些，保证洗澡时愉快。

洗澡前的准备

❶ 更衣室和浴室需要控制在适当的温度（24℃左右）。
❷ 确认体温、血压、呼吸状况，看脸色和心情与平时有无异样。
❸ 如厕排泄完。
❹ 准备好更换的衣服、毛巾、吹风机等。
❺ 确认水温（40℃左右为宜）。没有温度计时，用胳膊肘接触热水，感觉正好就是合适的温度。
❻ 调节好喷头水温（40~43℃为宜）。

洗澡的顺序

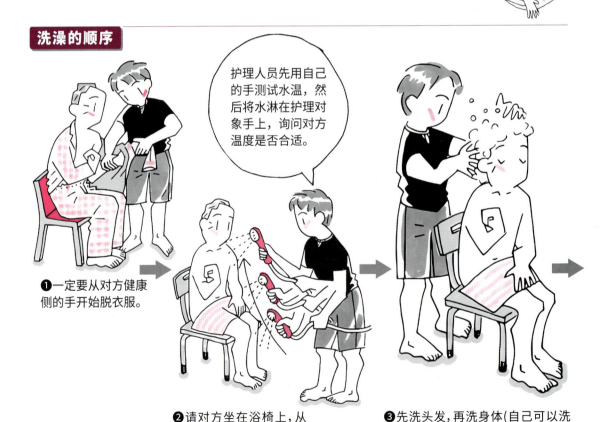

护理人员先用自己的手测试水温，然后将水淋在护理对象手上，询问对方温度是否合适。

❶ 一定要从对方健康侧的手开始脱衣服。

❷ 请对方坐在浴椅上，从脚往上慢慢用喷头冲洗。

❸ 先洗头发，再洗身体（自己可以洗的部分让对方自己洗），然后用与❷相同的要领冲洗。

腿部瘫痪严重的人

为了对方的安全，务必扶稳。洗下半身时要注意图中所示要点。

这是要点！

让对方握紧扶手，帮助其站起来。

洗完后，顶住对方膝盖，让其坐在浴椅上。双方的膝盖互相顶住，稳住对方。

冲洗干净脚底的肥皂沫。

用脚尖踩住对方麻痹侧的脚尖，使其稳定。

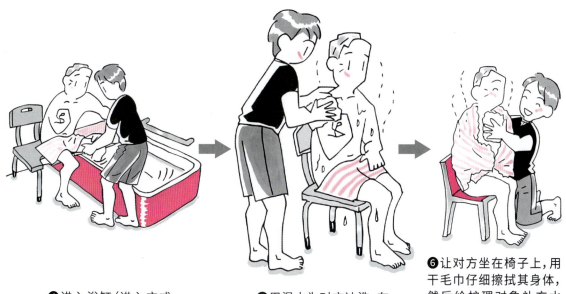

❹进入浴缸（进入方式请参阅第58~59页）。

❺用温水为对方冲洗，在浴室里轻轻擦拭水分。

❻让对方坐在椅子上，用干毛巾仔细擦拭其身体，然后给护理对象补充水分，安静休息30分钟左右。

36 帮助护理对象进浴缸

帮助护理对象洗澡是一项耗费体力的工作，如果利用水的浮力和本人要站立的自然动作，将会格外轻松。

护理病人进浴缸的步骤

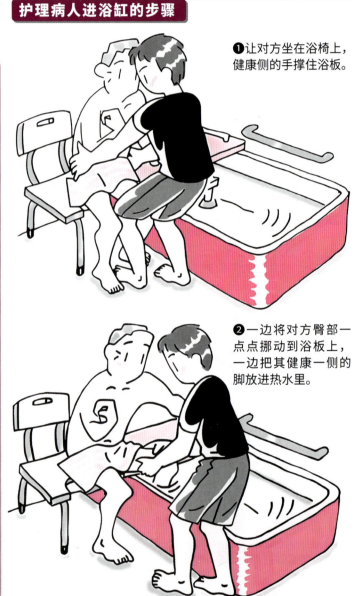

❶ 让对方坐在浴椅上，健康侧的手撑住浴板。

❷ 一边将对方臀部一点点挪动到浴板上，一边把其健康一侧的脚放进热水里。

这里要注意！

瘫痪严重的人不可跨进浴缸

身体难以掌握平衡的人跨进浴缸时会站不稳，有危险。先让其坐在浴缸旁边的浴椅上，然后把其臀部移到浴板上，再把脚放进浴缸，按这样的步骤有助于其安全进浴缸。

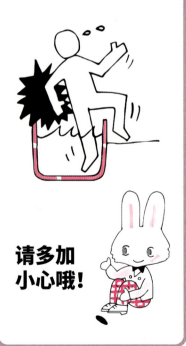

请多加小心哦！

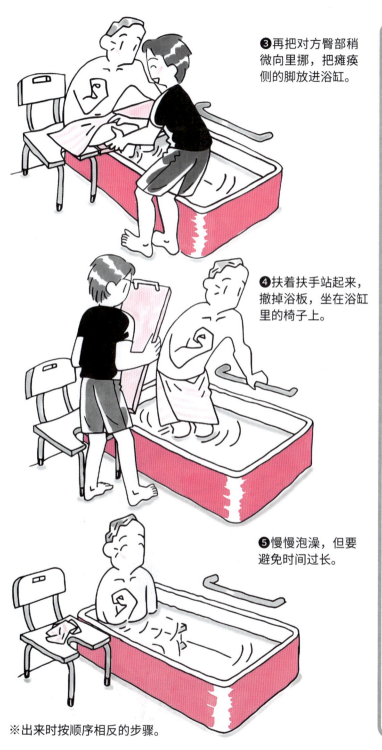

❸再把对方臀部稍微向里挪,把瘫痪侧的脚放进浴缸。

❹扶着扶手站起来,撤掉浴板,坐在浴缸里的椅子上。

❺慢慢泡澡,但要避免时间过长。

※出来时按顺序相反的步骤。

浴缸里没有椅子时,让对方站起来的方法

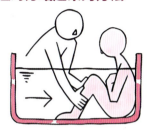

❶让对方收起双腿。

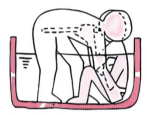

❷让对方抓住扶手,做鞠躬姿势,臀部就会抬起来。

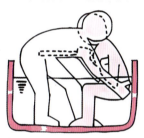

❸护理人员用双手轻轻托起对方臀部。

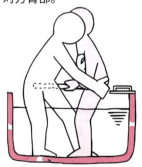

❹边说"一、二、三",边帮对方站起来。

59

37 不能泡澡时的淋浴

不能泡澡时，用淋浴清洗也能使身体清爽。使用淋浴轮椅更容易护理。

淋浴的步骤

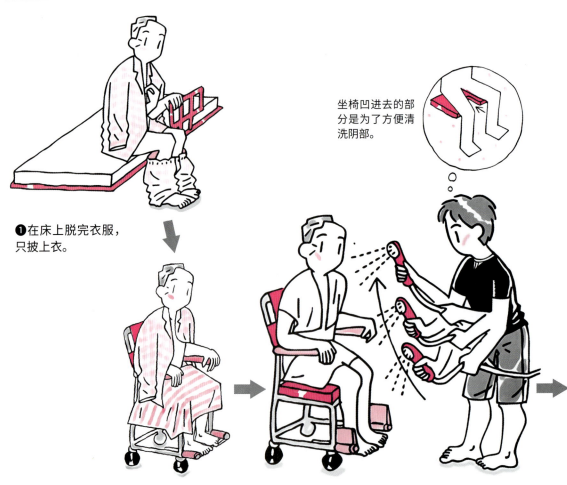

坐椅凹进去的部分是为了方便清洗阴部。

❶ 在床上脱完衣服，只披上衣。

❷ 坐到淋浴轮椅上，在膝盖上盖上浴巾，移动到浴室。

❸ 在肩膀上盖上浴巾，从脚开始向上冲洗，阴部也要洗（可以自己洗的地方让对方自己洗）。

清洗的方法

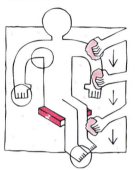

从上到下仔细清洗腋下和褶皱等容易脏的地方。

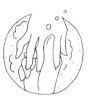

手指和脚趾间更要认真洗。

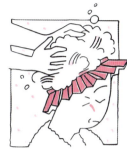

对于不能弯腰的人,洗头时用洗头帽很方便!

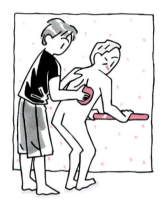

如对方能站起来,洗后背时让其抓住扶手站起来。这时手脚有残留的肥皂沫易滑,要提前洗掉。

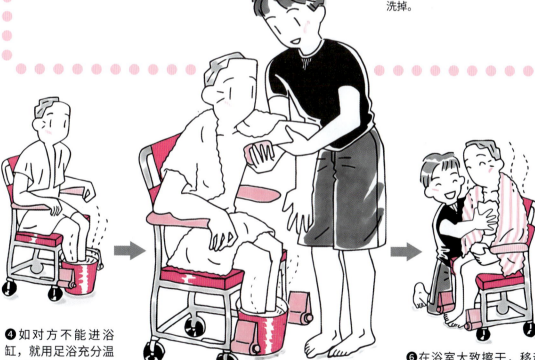

❹ 如对方不能进浴缸,就用足浴充分温暖其身体。

❺ 清洗头发和身体。

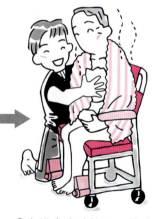

❻ 在浴室大致擦干,移动到更衣室后再用干毛巾好好擦拭。

38 擦拭身体的准备

即使不能洗澡，擦拭身体也能使对方心情舒畅。准备好毛巾等必需品后再擦吧。

要注意的事情

❶ 身体状况好的时候擦。
- 避开吃饭前后1小时。
- 如厕后进行。

❷ 不要让身体受凉。
- 在一天中暖和的时间段进行。特别是冬天，选在白天时间比较好。
- 防止门缝进风或阳光直射，室温保持23~25℃。
- 用浴巾盖住擦拭部分外的身体，防止暴露。
- 擦拭完后一定要用干毛巾充分擦干。

❸ 迅速、认真。
- 不是用力擦，而是认真擦。
- 在湿热的毛巾还没凉时迅速擦拭。

要准备的东西

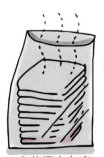

9条热湿巾（1条不同颜色的专门用于阴部）

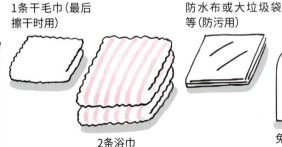

1条干毛巾（最后擦干时用）

2条浴巾

防水布或大垃圾袋等（防污用）

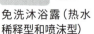

免洗沐浴露（热水稀释型和喷沫型）

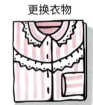

更换衣物

热湿巾的制作方法

用微波炉

放入微波炉加热(1袋毛巾夏天40秒，冬天50秒左右)。

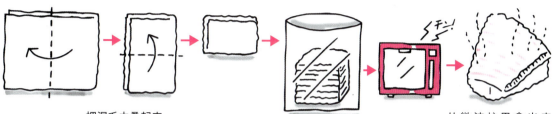

把湿毛巾叠起来。 装在塑料袋里。 从微波炉里拿出来后，用浴巾把一个个塑料袋包起来，这样毛巾不易变凉。

没有微波炉时

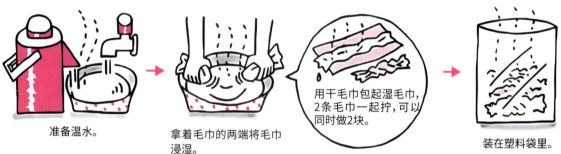

准备温水。 拿着毛巾的两端将毛巾浸湿。 用干毛巾包起湿毛巾，2条毛巾一起拧，可以同时做2块。 装在塑料袋里。

★毛巾的数量不够时，有多少做多少，不够了再做。
★薄毛巾适于做热湿巾。

不同部位分开使用热湿巾

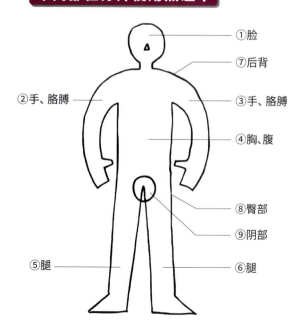

①脸
②手、胳膊
③手、胳膊
④胸、腹
⑤腿
⑥腿
⑦后背
⑧臀部
⑨阴部

护理要点

擦拭的效果

除了清理皮肤上的污垢，擦拭还能促进血液循环，使心情舒畅。擦拭还有按摩和安眠的效果，用热湿巾捂热脊椎下部的骶骨能预防该部位长压疮。

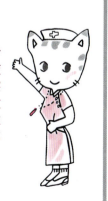

39 擦拭身体

身体部位不同,擦拭方法也不一样。若对方体力不足,可以每天擦拭不同的部位,分几天擦拭完全身。

基本的擦拭方法

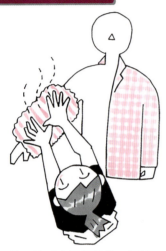

❶用热毛巾轻轻按住,捂热。

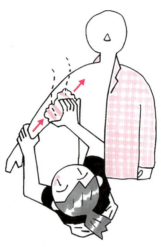

❷然后用热毛巾擦拭身体。

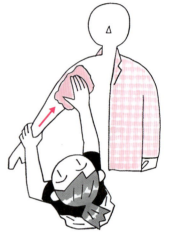

❸用干毛巾擦干后,为对方盖上浴巾等,以免受凉。

去污窍门 污垢严重时,用塑料袋或保鲜膜包住热毛巾,捂热后再擦,容易去掉污垢。

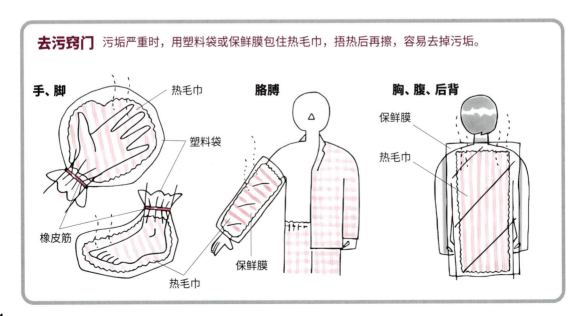

擦拭身体各部位的方法

胳膊
脱下一只衣袖，从手腕朝肩膀擦拭。仔细擦腋下、胳膊肘内侧、手掌、手指之间。如果对方能用手的话，最好用水洗手（参照第66页）。

阴部
能自己擦的话，尽量让本人自己擦。也可在换尿布时擦拭。

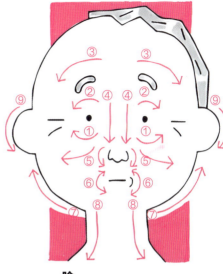

胸腹部
脱光上半身，像画圆一样擦拭乳房和肚脐周围。用热毛巾热敷肚脐附近，可以促进肠蠕动。

腿
脱光下半身，用膝盖支撑住对方的身体，从脚趾开始向上擦拭（若对方有脚气，最后再擦脚）。

脸
从内眼角开始，轻轻擦拭到外眼角，毛巾那面只擦一次。护理对象能自己擦更好，自己擦着更舒服。

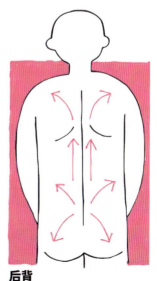

后背
从下往上，从中心向外侧擦拭。

40 在床上洗手、洗脚

不能洗澡就洗手洗脚。这样步骤简单，可以清除污垢，使对方身体暖和，改善血液循环，睡前洗还有安眠效果。

要准备的东西

- 40℃左右的热水
- 3条毛巾
- 劳动手套（洗指间时方便）
- 肥皂
- 垫子（参照第67页的右上图）

洗的方法（手、脚相同）

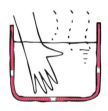
❶用温水把手泡热。

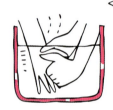
❷搓着洗。必要时用肥皂。

手心、手指间易脏，要特别仔细地清洗。

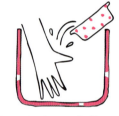
❸冲洗时用比❶的温度稍高的温水。

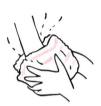
❹用干毛巾擦干。

手浴的步骤

护理洗手　　　　　　　　　自己洗手

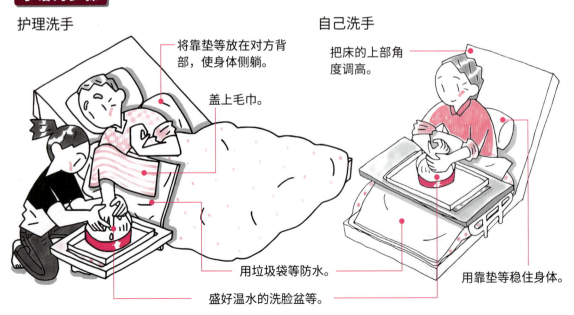

- 将靠垫等放在对方背部，使身体侧躺。
- 盖上毛巾。
- 用垃圾袋等防水。
- 盛好温水的洗脸盆等。
- 把床的上部角度调高。
- 用靠垫等稳住身体。

洗脚的步骤

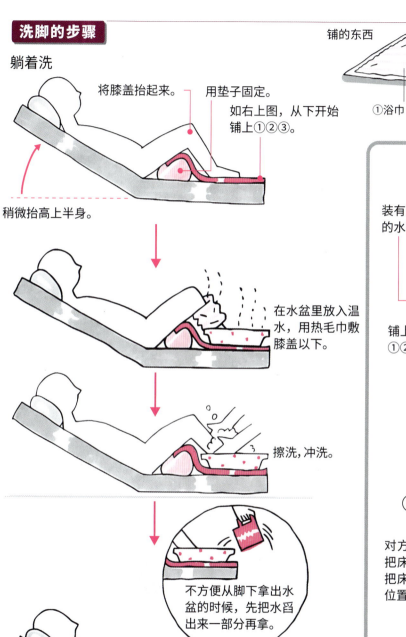

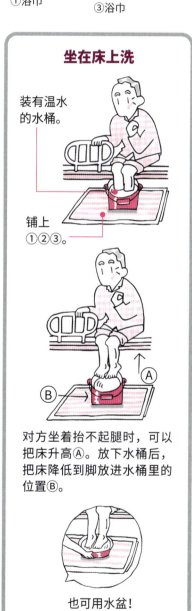

41 修剪指甲和胡须

要及时修剪，不留过长的指甲和胡须。特别需要注意的是指甲长了容易伤及皮肤，成为感染的原因。

剪指甲的方法

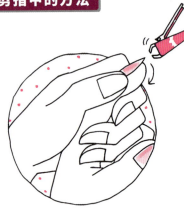

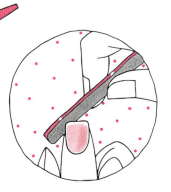

指甲刀的种类

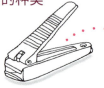

· 有指甲盒的安全指甲刀，指甲不会飞溅。

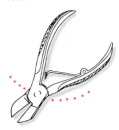

· 钳子型指甲刀：可修剪因灰指甲等原因而变厚的指甲。

洗完澡或洗完手脚后，指甲会变软，用拇指和食指夹住对方的手指，慢慢剪。

把指甲剪成方形，指甲上部白色的部分留1毫米为准。为了不让指甲伤到皮肤，剪完再用指甲锉修整一下。

刮胡须的方法

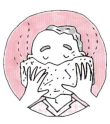

❶为了避免刮伤皮肤，先用热毛巾敷脸，使胡子变软。

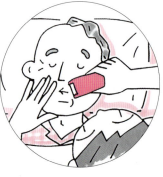

❷一边撑开皮肤一边刮。电动剃须刀容易操作，而且安全；如果没有，则使用安全剃须刀。

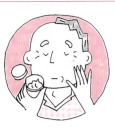

❸刮完后用热毛巾擦干净，最后抹上乳液或面霜保护皮肤。

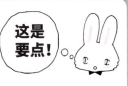

这是要点！

尽量自己做

剃须是每天都要做的事，尽量让对方自己剃。对方做不到时再给予帮助。

42 剪头发

把头发整理干净，心里也爽快，头发长了就修剪。短发比较容易洗干净，但是要优先考虑本人的意愿。

坐着理发

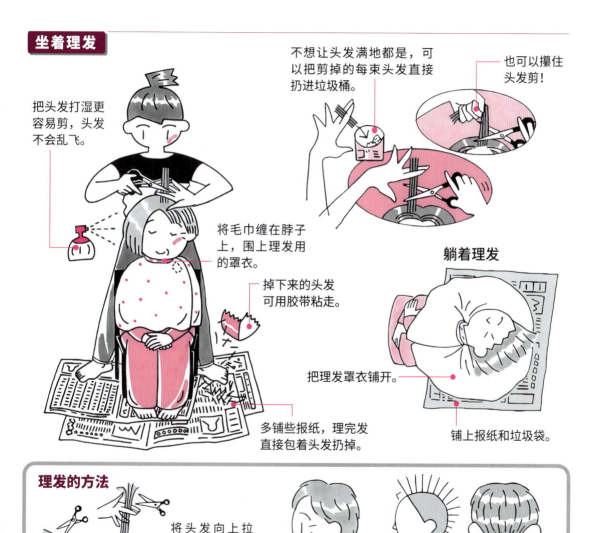

- 把头发打湿更容易剪，头发不会乱飞。
- 不想让头发满地都是，可以把剪掉的每束头发直接扔进垃圾桶。
- 也可以攥住头发剪！
- 将毛巾缠在脖子上，围上理发用的罩衣。
- 掉下来的头发可用胶带粘走。
- 多铺些报纸，理完发直接包着头发扔掉。

躺着理发

- 把理发罩衣铺开。
- 铺上报纸和垃圾袋。

理发的方法

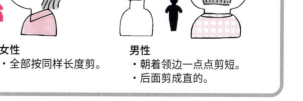

将头发向上拉直，使其与头皮成直角，确定长度后，剪掉过长的部分。

女性
・全部按同样长度剪。

男性
・朝着领边一点点剪短。
・后面剪成直的。

69

43 在床上洗头①

卧床不起的人也应每星期洗一次头。洗头能使人心情舒畅，消除烦躁情绪。熟练掌握这些步骤后，在床上洗头也不再是难事。

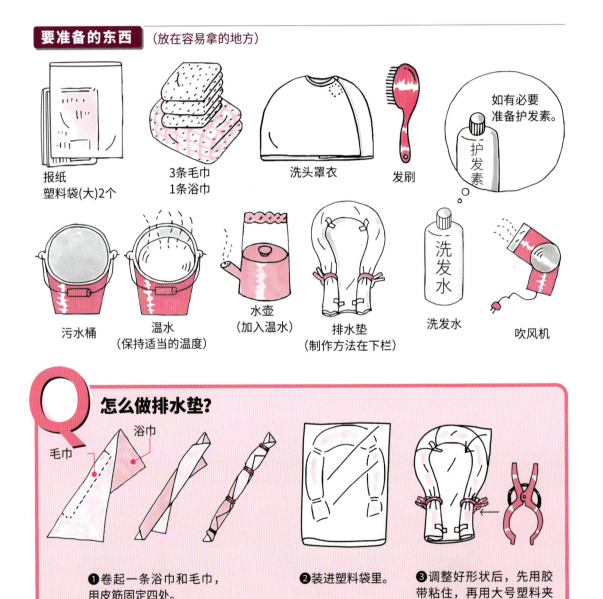

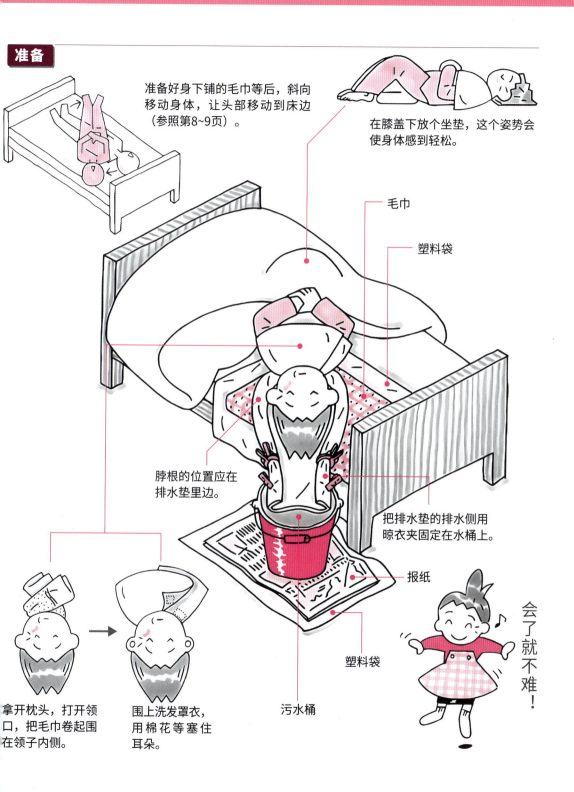

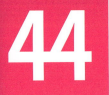

在床上洗头②

第①步骤都准备好后，就可以开始洗头了。要注意避免洗发水刺激眼睛和耳朵。一边洗一边留心观察对方的表情。

❶先用发刷刷头发，把污垢刷出来。

冲水时可以把毛巾盖在对方脸上，会更有安全感。

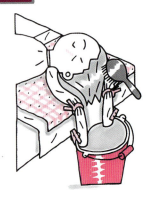

不要用指甲挠头皮。

❸挤上洗发水，用手指腹按摩式清洗头皮。洗头时注意护住对方耳朵，避免进水，也要留心清洗耳朵的背面。

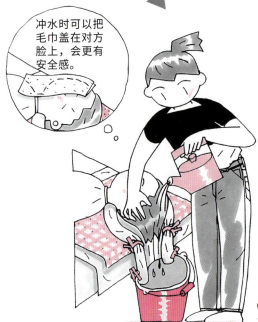

❷确认热水温度后冲洗头发。

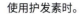
使用护发素时。

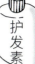
冲洗完泡沫之后，再抹护发素，之后再冲洗。

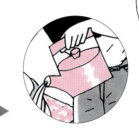

❹用毛巾擦去泡沫。

❺充分清洗，不要忘了后脑勺和耳朵后面。

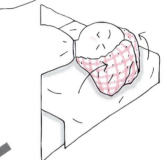

❻取下洗发罩衣，用铺在头下的毛巾裹住头发，认真擦拭。

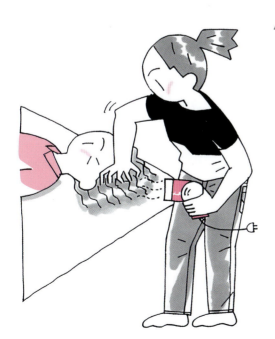

❼用吹风机吹干。

容易清洗的办法

洗完头发后，用毛巾充分擦拭水分和泡沫，可以缩短冲洗时间，热水的使用量也会减少。

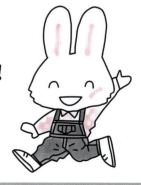

这是要点！

45 不用冲洗的洗发水

对方因体力原因而难以洗头时，可使用无需冲洗的洗发水，操作简便且洗后清爽。

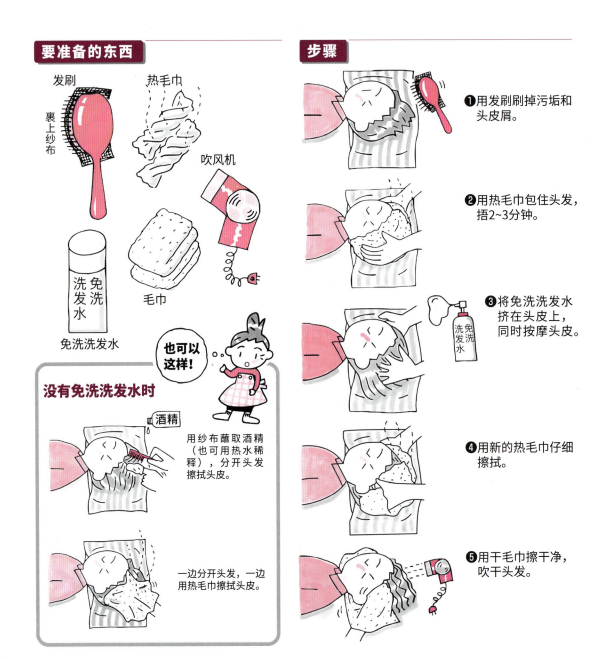

46 眼睛、耳朵、鼻子的清洁

洗脸和洗澡难以洗干净眼睛、耳朵和鼻子。这些部位皮肤娇嫩，做清洁时注意不要弄伤或感染。

清理眼屎

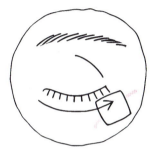

用化妆棉或在温水、清水里浸湿的纱布，从内眼角往外眼角擦拭（不要来回擦）。

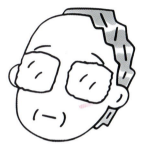

眼屎擦不掉时，把用热水泡湿的纱布挤干，盖在眼睛上一段时间，使眼屎变软后再擦。

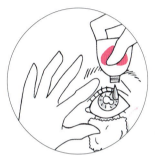

把棉花或纱布放在眼睛下面，滴入眼药水，利用溢出的眼药水，从内眼角朝外眼角擦拭。

清理耳朵

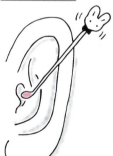

- 用耳勺把干燥的耳垢刮出来。
- 用水或酒精沾湿的棉签容易粘出潮湿的耳垢。
- 用棉签沾上婴儿润肤油或橄榄油滋润耳道，使变硬粘住的耳垢变软后，再用耳勺刮出。

清理鼻腔

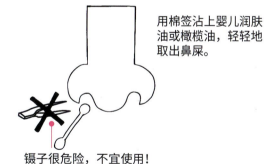

用棉签沾上婴儿润肤油或橄榄油，轻轻地取出鼻屎。

镊子很危险，不宜使用！

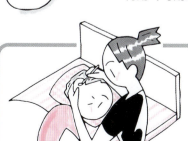

取耳垢动作要轻，不要伤到耳道。当耳垢变硬无法取出时，请去耳鼻喉科检查。

75

47 刷牙漱口

即使认真刷牙，有时嘴里仍留有食物残渣。特别是瘫痪病人的口腔，要认真检查。

刷牙要点

❶ 饭后要刷牙。

❷ 按照下图A~D的顺序，检查有无食物残渣，如果有要及时清理。

❸ 漱口。

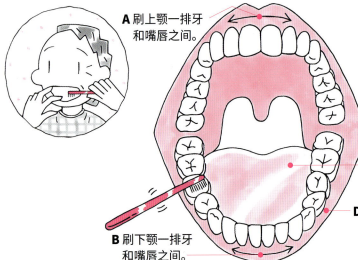

A 刷上颚一排牙和嘴唇之间。

B 刷下颚一排牙和嘴唇之间。

C 舌头（顺便轻轻刷掉舌苔）。

D 双腮内，像口袋一样的地方（注意：瘫痪一侧容易残留食物！）。

不能刷牙漱口时

擦拭口腔

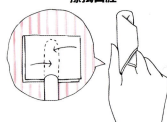

把纱布卷在手指上，用水沾湿，按照刷牙要点❷中A~D的顺序擦拭，最后漱口。

被动漱口

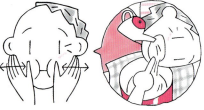

让对方用吸管吸入水或茶，然后闭嘴，用双手挤压对方面部，使水在嘴里晃动。

漱完口，让对方往杯子里吐出口中的水，吐不出时可以拉下嘴角让水流出。

注意误咽性肺炎

如果不清除残留在口中的食物残渣，会造成蛀牙，还可能被误咽。误咽的东西容易引起肺炎，严重时会引起有生命危险的误咽性肺炎。请经常保持护理对象口腔清洁。

用哪种牙刷？

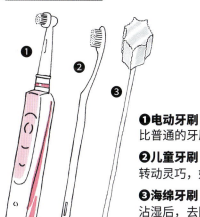

❶ **电动牙刷**
比普通的牙刷容易去污。

❷ **儿童牙刷**
转动灵巧，好用。

❸ **海绵牙刷**
沾湿后，去除藏在脸颊、牙齿和嘴唇之间的污垢很方便。

漱口杯
形状适合下巴，漱口时易接。

试着做！

漱口杯
— 按照下巴的形状裁剪。
— 可裁剪的碗

没有牙膏也行

用牙膏会增加漱口次数，有时会不方便。只要仔细刷牙，没有牙膏也行。

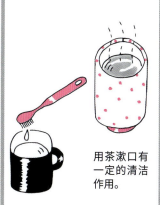

用茶漱口有一定的清洁作用。

刷牙时，也可用牙刷沾稀释了的漱口液刷。

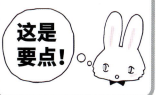
这是要点！

义齿怎么弄？

摘义齿

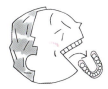
❶ 先摘下面的。

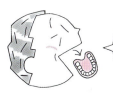
❷ 再把上面的义齿拉出，在义齿后面形成间隙，然后取下。难以取下时，将上前齿向前上方拉，在义齿的后方形成间隙。

装义齿

❶ 放松下颚和嘴唇，先装上面的。

❷ 再装下面的，平行放入。

清洗方法

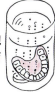
用牙膏刷干净后泡在水里。使用清洁剂时也要刷。

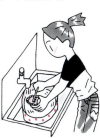
为了避免义齿不慎掉下来摔坏，在水盆里盛上水后再用牙刷刷义齿。

48 更换前开襟衬衣和圆领衫

即使不活动，睡衣也会被汗水弄脏。为了保持清洁，应每两三天换一次睡衣。更换睡衣也可以转换心情，也是一种康复活动。

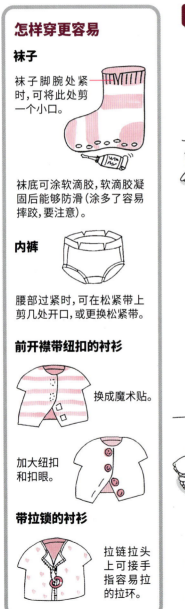

怎样穿更容易

袜子

袜子脚腕处紧时，可将此处剪一个小口。

袜底可涂软滴胶，软滴胶凝固后能够防滑（涂多了容易摔跤，要注意）。

内裤

腰部过紧时，可在松紧带上剪几处开口，或更换松紧带。

前开襟带纽扣的衬衫

换成魔术贴。

加大纽扣和扣眼。

带拉锁的衬衫

拉链拉头上可接手指容易拉的拉环。

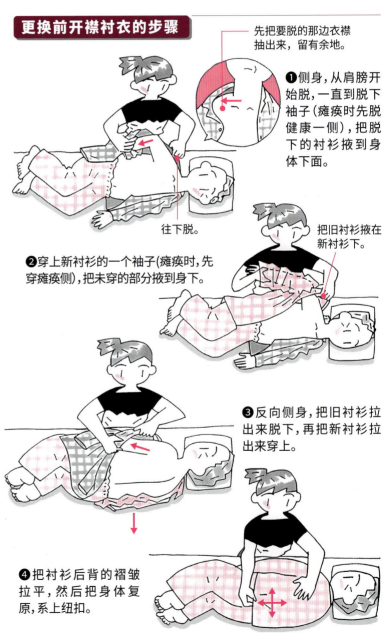

更换前开襟衬衣的步骤

先把要脱的那边衣襟抽出来，留有余地。

❶ 侧身，从肩膀开始脱，一直到脱下袖子（瘫痪时先脱健康一侧），把脱下的衬衫掖到身体下面。

往下脱。

❷ 穿上新衬衫的一个袖子（瘫痪时，先穿瘫痪侧），把未穿的部分掖到身下。

把旧衬衫掖在新衬衫下。

❸ 反向侧身，把旧衬衫拉出来脱下，再把新衬衫拉出来穿上。

❹ 把衬衫后背的褶皱拉平，然后把身体复原，系上纽扣。

更换圆领衫的步骤

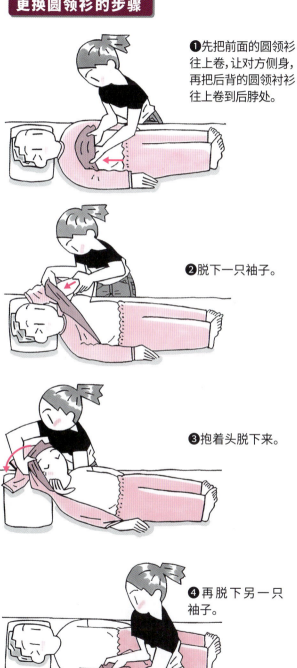

❶ 先把前面的圆领衫往上卷,让对方侧身,再把后背的圆领衬衫往上卷到后脖处。

❷ 脱下一只袖子。

❸ 抱着头脱下来。

❹ 再脱下另一只袖子。

※ 穿的时候按相反的顺序。瘫痪的人先穿瘫痪侧。

抬起上身更轻松!

使用床板抬起上身,穿脱后背的衣物会轻松。

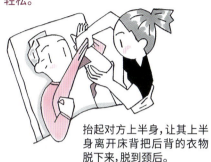

抬起对方上半身,让其上半身离开床背把后背的衣物脱下来,脱到颈后。

把头稍微抬起,头部穿过领口。

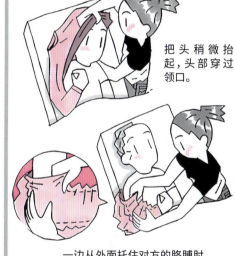

一边从外面托住对方的胳膊肘,一边脱下瘫痪侧的袖子。

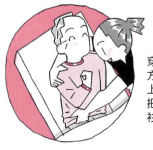

穿好后抱住对方的肩膀,让其上身前倾,而后把后身的圆领衫整理好。

49 更换睡袍

提前准备好要换的衣服,快速更换。不论是睡袍还是睡衣,原则上都是先脱健康侧,先穿瘫痪侧。如果条件允许,最好让护理对象自己更换。

偏瘫

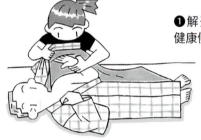
❶ 解开腰带,脱下健康侧的袖子。

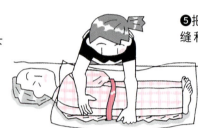
❺ 把睡袍后面的中缝和后背中心对好,将新睡袍的腰带塞到身体下面。

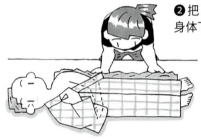
❷ 把旧睡袍塞到身体下面。

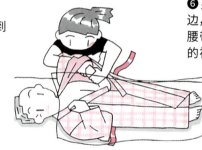
❻ 身体侧向另一边,拉出新睡袍和腰带,穿上健康侧的袖子。然后拿走浴巾,把领子合上。

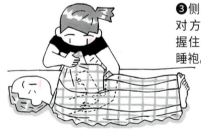
❸ 侧身,一边抬起对方瘫痪侧的手握住,一边脱去旧睡袍。

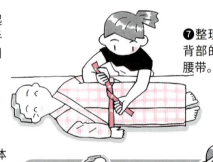
❼ 整理衣摆,拉平背部的褶皱,系上腰带。

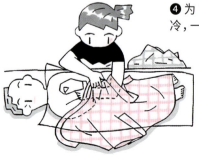
❹ 为了不让身体冷,一边用浴巾盖好,一边穿上瘫痪侧的袖子。

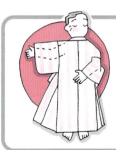
卧床不起、身体不能动时,也有盖上睡袍只穿袖子的方法。

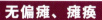

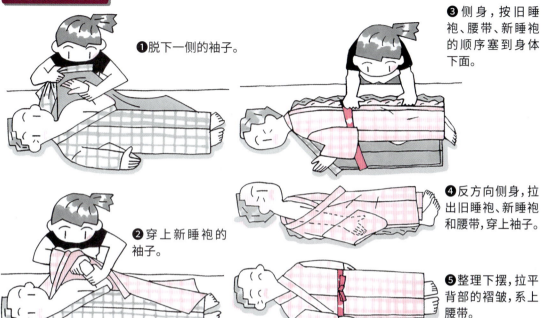

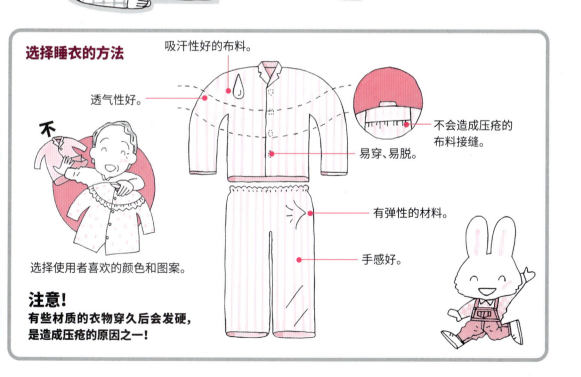

50 换裤子

为护理对象换裤子时，对方下半身的重量会让这个过程的难度增加。这时可以一条腿一条腿地换，再加上对方的配合，整个过程会顺利许多，让对方配合也有助于其自立。

脱下来

❶尽量往下拉。

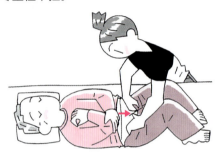

❷从腰部一条腿一条腿地脱下裤子(这时,对方如果能侧身抬腰则不难)。

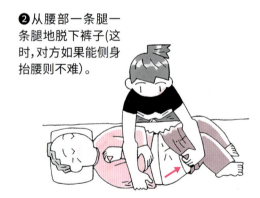

❸完全脱下。

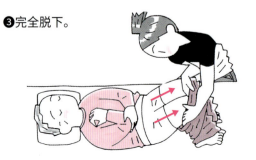

穿上去

❶把手伸进裤筒,托住对方脚跟后穿上。

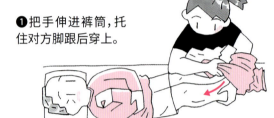

❷尽量把健康侧的裤子往上拉(这时对方把腰抬起来更好穿)。

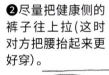
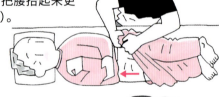

❸反向侧身躺,拉上瘫痪侧的裤腰。

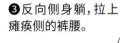
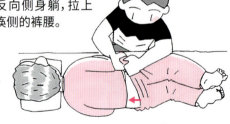

❹再反转身体,把健康侧的裤子拉上穿好。

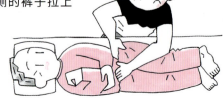

第 5 章

安全移动

让老人退化的肌肉恢复正常很困难。为了避免卧床不起,可使用轮椅、拐杖和扶手等各种工具尽量增加他们的活动,外出也能转换心情。

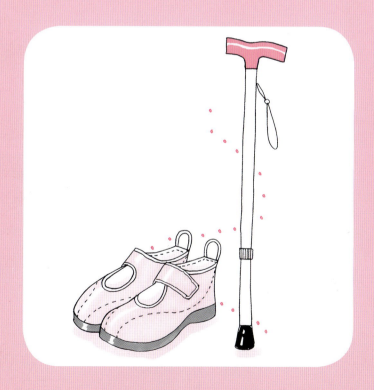

51 轮椅的基本操作方法

走路困难的人坐上轮椅，可扩大行动范围。首先要掌握操作方法，以防由于操作失误受伤。

操作前务必确认！

☐ 轮胎里有气。
☐ 车闸、手闸都可刹闸。

打开

打开时注意不要夹住手指！

危险！

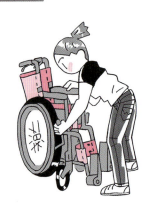

❶ 松开两侧的闸。

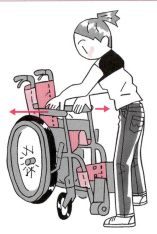

❷ 握住扶手，稍向外打开。

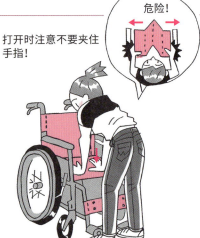

❸ 用力按座位部分，打开轮椅，放下脚踏板。

收起

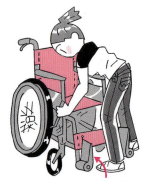

❶ 刹住两侧的闸，抬起脚踏板。

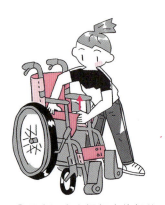

❷ 从中间向上提起座位部分。

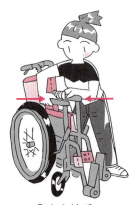

❸ 合上扶手。

操作窍门

护理用

推的时候
用双手握住把手，慢慢推。

转弯时
右转时停住右手，轻轻推左把手。左转时操作相反。

刹车时
站在轮椅后面，用一只手握住手柄，另一只手握住刹车柄刹住。另一边操作相同。

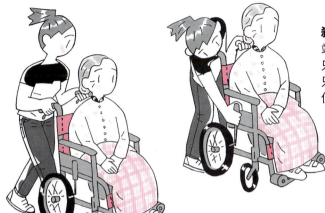

手动式（要穿衣袖不会夹在车轮里的衣服）

靠后深坐在轮椅上，轮椅手推圈要调整到近处。

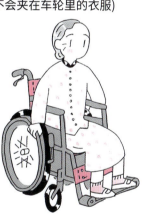

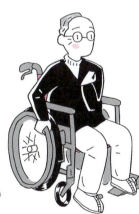

偏瘫时
用健康侧的手转动车轮，用健康侧的脚踩地面向前进。改变方向时也使用健康侧的脚，瘫痪侧的脚放在脚踏板上。可以摘掉或抬起健康侧的脚踏板。

电动式

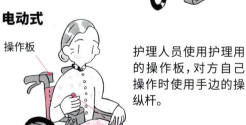

护理人员使用护理用的操作板，对方自己操作时使用手边的操纵杆。

操作板

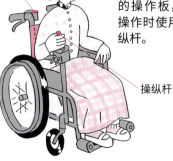

操纵杆

主要部位名称

手闸（护理人员用）

手推圈（手动时推动这里）

车闸

翘杆（踩下时前轮上翘）

脚踏板（放脚）

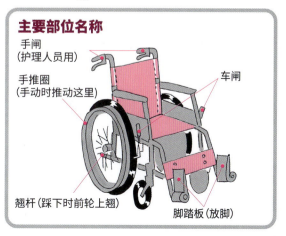

52 上轮椅，下轮椅

从轮椅转移到床上或从床上移到轮椅上时，要刹住轮椅的闸，在安全状态下进行。也可参考"从床上移动到椅子上"（第 16~17 页）的内容。

准备

轮椅位置

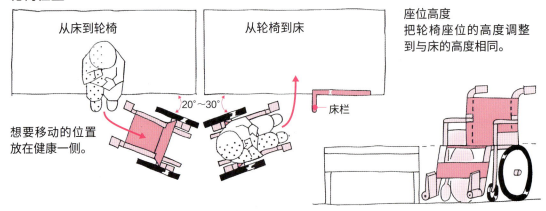

座位高度
把轮椅座位的高度调整到与床的高度相同。

为了安全

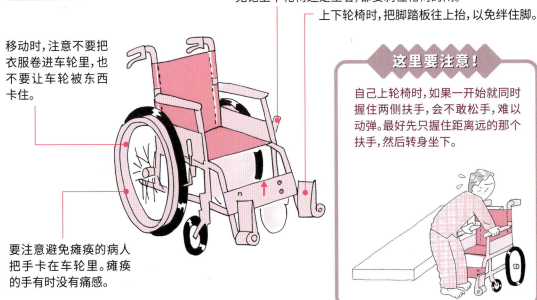

这里要注意！

自己上轮椅时，如果一开始就同时握住两侧扶手，会不敢松手，难以动弹。最好先只握住距离远的那个扶手，然后转身坐下。

从床到轮椅

将轮椅放在对方健康一侧,轮椅和床的角度保持20°~30°。先刹住轮椅的闸,再抬起脚踏板。

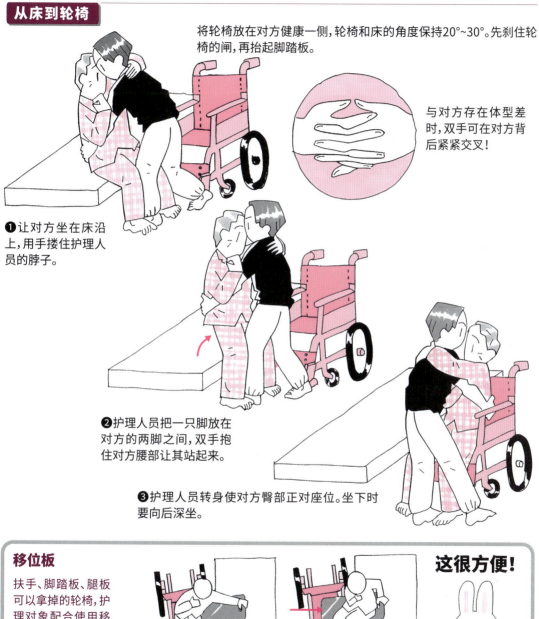

与对方存在体型差时,双手可在对方背后紧紧交叉!

❶让对方坐在床沿上,用手搂住护理人员的脖子。

❷护理人员把一只脚放在对方的两脚之间,双手抱住对方腰部让其站起来。

❸护理人员转身使对方臀部正对座位。坐下时要向后深坐。

移位板

扶手、脚踏板、腿板可以拿掉的轮椅,护理对象配合使用移位板能很容易地移到床上。

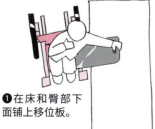

❶在床和臀部下面铺上移位板。

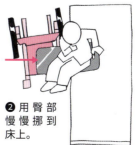

❷用臀部慢慢挪到床上。

这很方便!

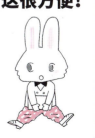

53 乘轮椅上下台阶

坐轮椅外出碰到台阶时，因上下困难总想避开。其实只要掌握操作窍门，上下台阶并不难。使用轮椅积极出门吧。

基本操作

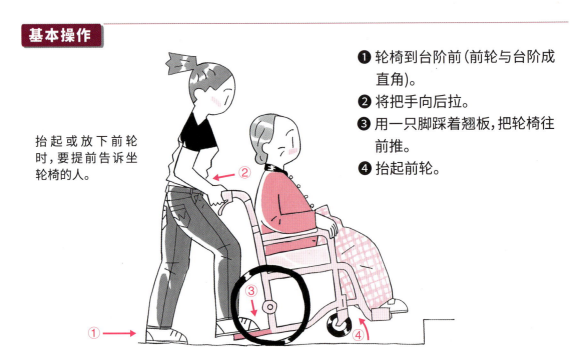

抬起或放下前轮时，要提前告诉坐轮椅的人。

❶ 轮椅到台阶前（前轮与台阶成直角）。
❷ 将把手向后拉。
❸ 用一只脚踩着翘板，把轮椅往前推。
❹ 抬起前轮。

上台阶

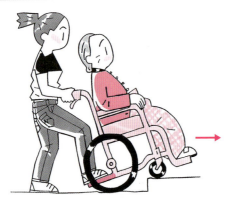

❶轮椅到台阶前时，向后拉把手，一只脚踩翘板，往前推轮椅。把抬起的前轮放在台阶上再向前推。

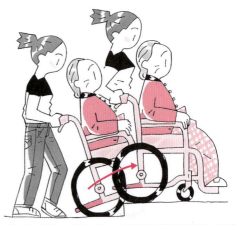

❷让后轮略靠台阶，用身体撑住轮椅，用劲往台阶上推。

下台阶

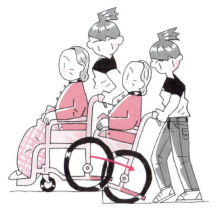

❶倒着推轮椅,用身体撑住轮椅,往下撤后轮。

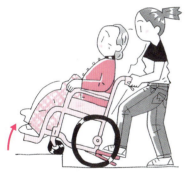

❷前轮靠近台阶时,将把手向后拉,用一只脚踩着翘板,抬起前轮。

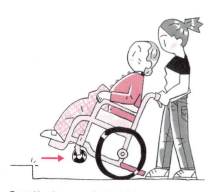

❸再往后退,一直到坐轮椅的人脚尖碰不到台阶时,缓慢放下前轮,注意不要让前轮撞击地面。

这里要注意!

在脚踏板上站起来,使后轮上翘,轮椅险些翻倒。

上下轮椅时,一定要确认脚踏板是否收起。

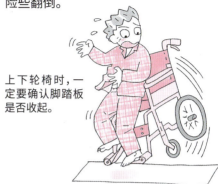

轮椅离墙壁太近,坐轮椅的人的手脚撞到了墙壁。

护理人员要确认坐轮椅的人的手脚是否伸出了轮椅!

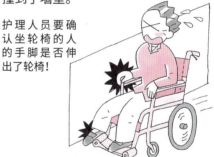

从床上往轮椅上移动时,轮椅没有刹闸,险些摔倒。

上下轮椅时,一定要先刹好闸!

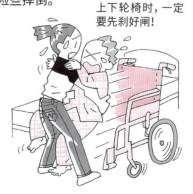

54 乘轮椅走坡道、坑洼不平的路、沟槽

坐轮椅外出时，外面不全是平坦的路。在坑洼不平的路和陡坡等处要小心前行，不要勉强硬闯，路况不好时宁可绕远也要挑安全的路。

坡路

上坡

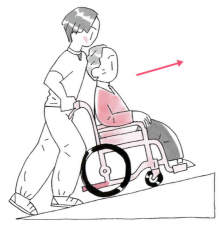

上身向前倾斜，撑住轮椅慢慢向上推。

下坡

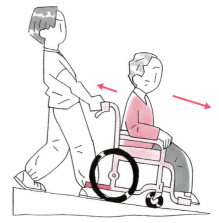

拉住把手慢慢下坡（轮椅如果有安全带，系上更安全）。

这里要注意！

一撒手轮椅就动了！

因为轮椅上有人时车轮承重，所以即使是平地也很容易动。停下来时一定要记得刹闸！

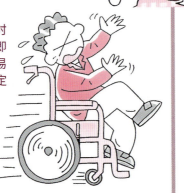

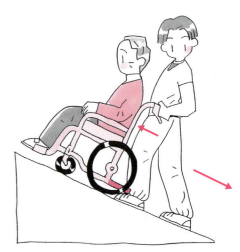

下陡坡时，顶住轮椅后退，慢慢下坡，可以稍稍按住刹车。

沟

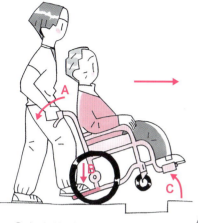

❶在沟的前面停住前轮,按ABC的顺序拉动手把,踩下翘板,抬起前轮前进。

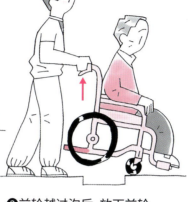

❷前轮越过沟后,放下前轮,抬起后轮。

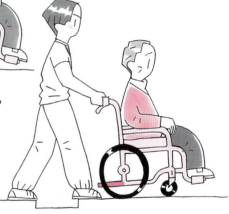

❸越过沟后缓慢放下后轮。

坑洼不平的路

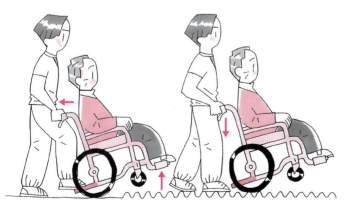

❶在进入坑洼不平的路或碎石路前,踩住翘板抬起前轮。

❷在抬起前轮的状态下向前推。

这里要注意!

被一个小台阶卡住,身体被甩出去了!

护理人员很难看到脚下的台阶,要设身处地为对方着想,多加小心!

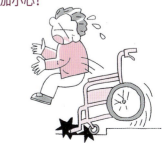

91

55 在轮椅上纠正偏斜姿势

坐轮椅时，护理对象身体可能会偏斜，这种姿势使其可能从轮椅上滑落，很危险，所以要马上纠正坐姿。

步骤

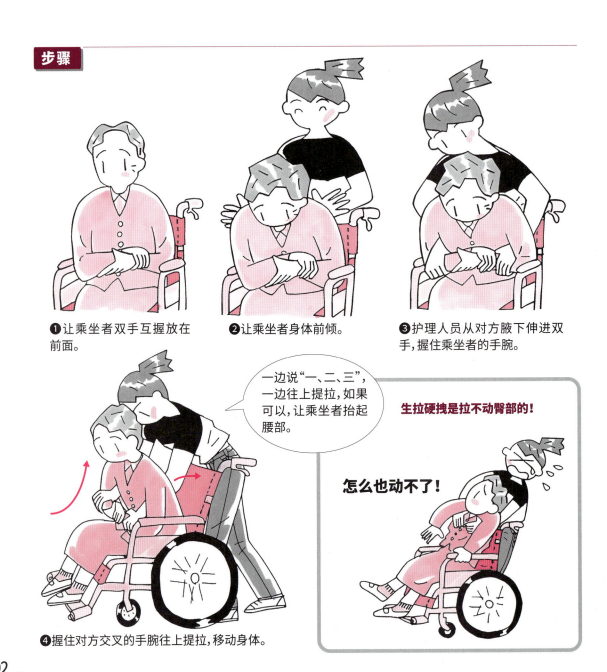

❶让乘坐者双手互握放在前面。

❷让乘坐者身体前倾。

❸护理人员从对方腋下伸进双手，握住乘坐者的手腕。

❹握住对方交叉的手腕往上提拉，移动身体。

一边说"一、二、三"，一边往上提拉，如果可以，让乘坐者抬起腰部。

生拉硬拽是拉不动臀部的！

怎么也动不了！

56 防止跌倒

随着年龄增长，人的腰腿力量变弱，平衡能力衰退，即使是过小台阶也容易跌倒。一旦骨折可能就会卧床不起，所以要消除居家环境中的跌倒隐患，保证安全。

防止跌倒要做的事

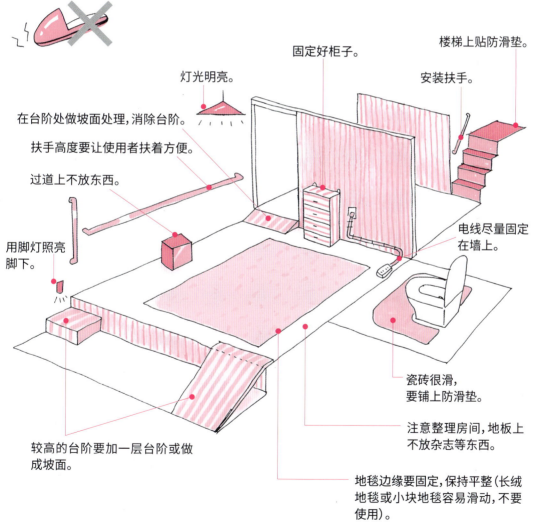

- 拖鞋是绊倒的原因之一，最好不穿。
- 固定好柜子。
- 楼梯上贴防滑垫。
- 灯光明亮。
- 安装扶手。
- 在台阶处做坡面处理，消除台阶。
- 扶手高度要让使用者扶着方便。
- 过道上不放东西。
- 电线尽量固定在墙上。
- 用脚灯照亮脚下。
- 瓷砖很滑，要铺上防滑垫。
- 注意整理房间，地板上不放杂志等东西。
- 较高的台阶要加一层台阶或做成坡面。
- 地毯边缘要固定，保持平整（长绒地毯或小块地毯容易滑动，不要使用）。

57 步行护理

偏瘫的人走路吃力,但是不行走会导致其腰腿力量减弱。为了防止发展成卧床不起,每天都应适量行走。

步行护理的基础

配合对方的动作、步幅和状态行走。

站在偏瘫一侧,扶住对方腰部帮助行走。

也可以利用辅助步行器

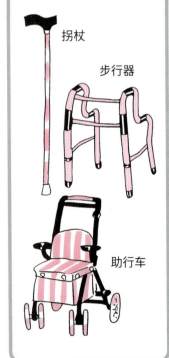

- 拐杖
- 步行器
- 助行车

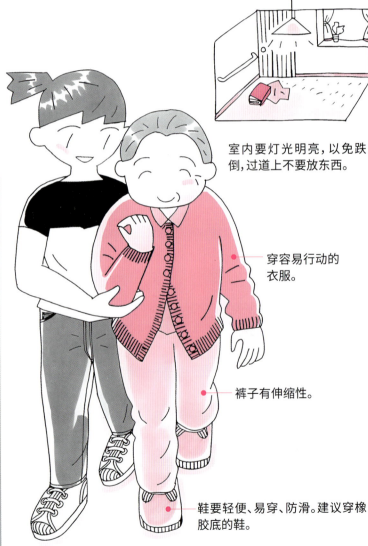

室内要灯光明亮,以免跌倒,过道上不要放东西。

- 穿容易行动的衣服。
- 裤子有伸缩性。
- 鞋要轻便、易穿、防滑。建议穿橡胶底的鞋。

不勉强,随时休息。

自己走

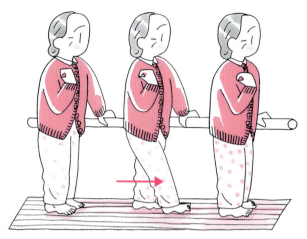

用健康侧的手握住扶手,迈偏瘫侧的脚,然后再迈健康侧的脚。重复这个动作。

面对面护理

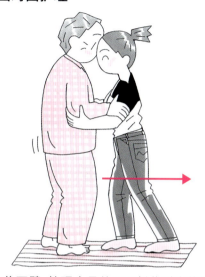

对方夹住两臂。护理人员从下面托住对方的胳膊肘,对方抓住护理人员的上臂。配合对方向前走,护理人员慢慢向后退。

在旁边护理

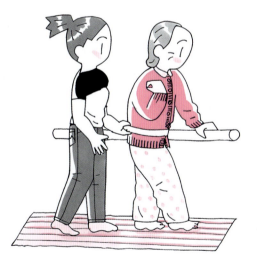

护理人员站在对方的偏瘫侧,抓住护理带提供支撑。对方用健康侧的手紧紧抓住扶手,先迈偏瘫侧的脚。

步行器和助行车比拐杖安全

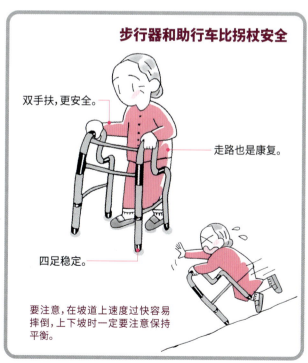

双手扶,更安全。

走路也是康复。

四足稳定。

要注意,在坡道上速度过快容易摔倒,上下坡时一定要注意保持平衡。

58 上下楼梯

护理对象能借助扶手或在护理下在平地行走后，就可以练习上下楼梯了。刚开始和护理人员一起练习比较安全。

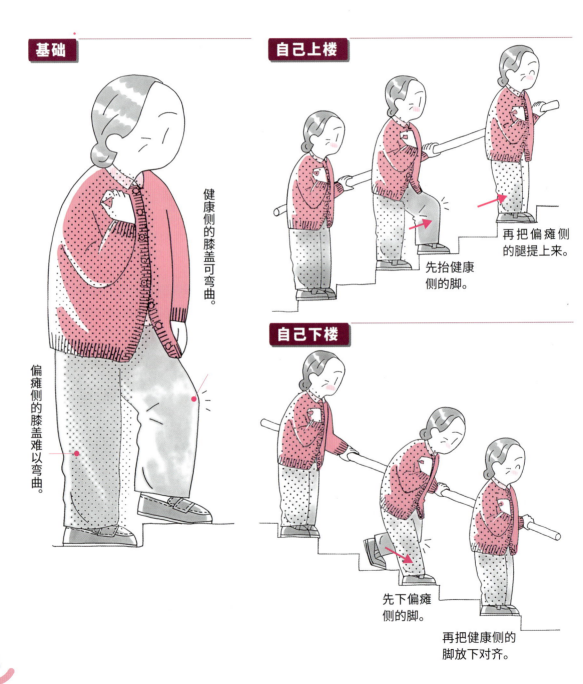

借助护理人员上楼梯

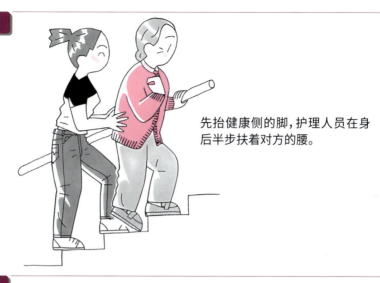

先抬健康侧的脚,护理人员在身后半步扶着对方的腰。

借助护理人员下楼梯

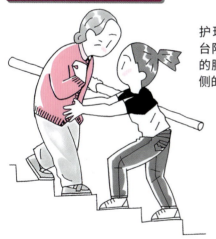

护理人员站在下一个台阶,面对面撑住对方的腰,对方先迈出偏瘫侧的脚。

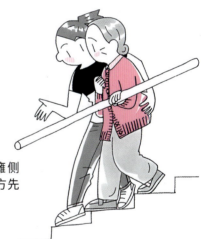

护理人员站在偏瘫侧撑住对方的腰,对方先迈出偏瘫侧的脚。

上下公交车

上下楼梯的方法可应用于上下公交车。因为车体在行进中会摇晃,所以要尽量坐在座位上,没有座位时要抓住扶手等保证自身安全。

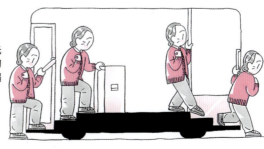

上车
抓住扶手,先抬健康侧的脚,再抬起偏瘫侧的脚。

下车
抓住扶手,先迈偏瘫侧的脚,然后把健康侧的脚放下对齐。

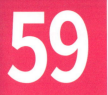

使用拐杖外出

能扶着扶手上下楼梯后，就可试着练习用拐杖走路。习惯后可以外出，扩大活动范围。

基本的走路方法

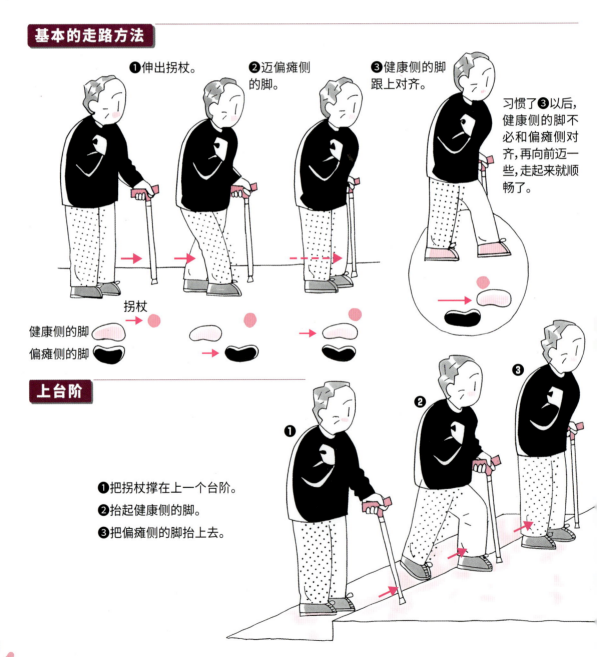

❶伸出拐杖。
❷迈偏瘫侧的脚。
❸健康侧的脚跟上对齐。

习惯了❸以后，健康侧的脚不必和偏瘫侧对齐，再向前迈一些，走起来就顺畅了。

拐杖
健康侧的脚
偏瘫侧的脚

上台阶

❶把拐杖撑在上一个台阶。
❷抬起健康侧的脚。
❸把偏瘫侧的脚抬上去。

过沟

乘坐电车或电梯时,要稳步迈过空隙或路沟。

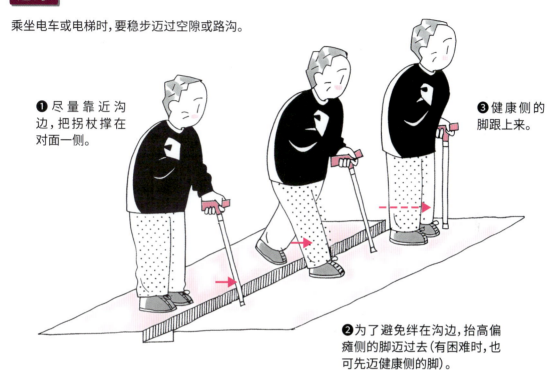

❶ 尽量靠近沟边,把拐杖撑在对面一侧。

❷ 为了避免绊在沟边,抬高偏瘫侧的脚迈过去(有困难时,也可先迈健康侧的脚)。

❸ 健康侧的脚跟上来。

下台阶

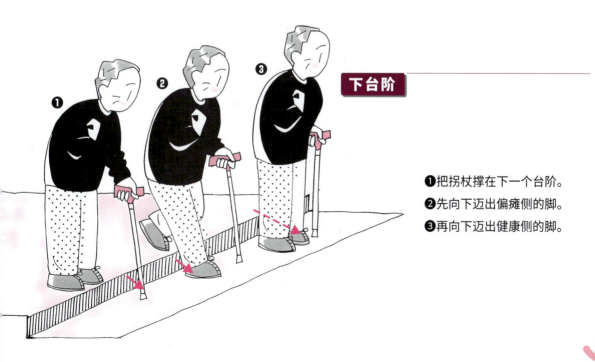

❶ 把拐杖撑在下一个台阶。

❷ 先向下迈出偏瘫侧的脚。

❸ 再向下迈出健康侧的脚。

60 选择拐杖的方法

拐杖直接影响步行质量。在斟酌功能是否适合自己后，挑选自己喜欢的颜色和设计的拐杖吧。

选择方法

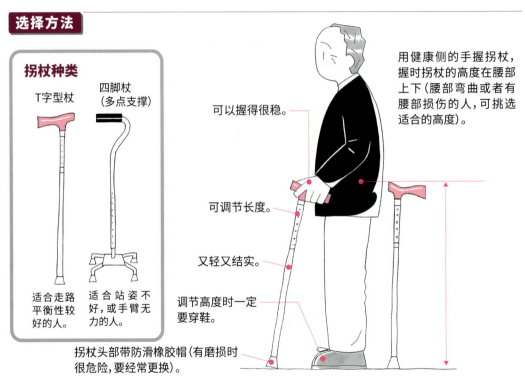

拐杖种类

T字型杖 —— 适合走路平衡性较好的人。

四脚杖（多点支撑）—— 适合站姿不好，或手臂无力的人。

用健康侧的手握拐杖，握时拐杖的高度在腰部上下（腰部弯曲或者有腰部损伤的人，可挑选适合的高度）。

可以握得很稳。
可调节长度。
又轻又结实。
调节高度时一定要穿鞋。
拐杖头部带防滑橡胶帽（有磨损时很危险，要经常更换）。

上下滚梯

上、下的地方是平面，上去后慢慢变成阶梯状，要慎重行动。在熟练之前有危险，一定要有人陪护。

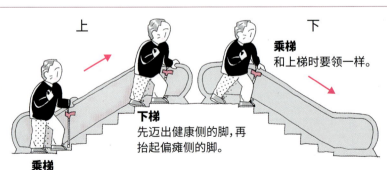

上

乘梯 把手放在扶梯带上，先迈出健康侧的脚，再抬起偏瘫侧的脚。

下梯 先迈出健康侧的脚，再抬起偏瘫侧的脚。

下

乘梯 和上梯时要领一样。

第 6 章

居家健康管理

　　这一章除了介绍日常的健康管理方法外，还有人工呼吸等应对紧急情况的方法，与痴呆老人的沟通方法，与护理专家的交流方法等。如果家人也知道这些方法，将会对护理有帮助，请务必参考。

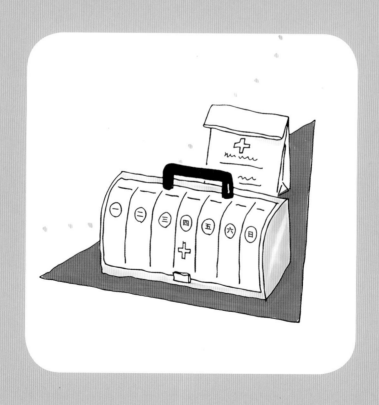

61 测量体温、脉搏、呼吸频率和血压

为了了解护理对象的身体状况,需要掌握测量体温、脉搏、呼吸频率和血压的方法。记下测量数值,当对方身体状况有变化时可及时发现。

测量体温

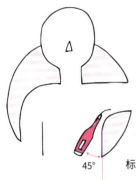

擦拭对方腋下的汗水,将体温计的前端放在腋下中央,倾斜45°,水银体温计的测量时间是10分钟。

标准体温范围:35~37°C

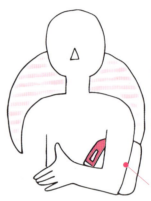

仰面平躺,把手放在身体上,用靠垫等固定手臂,夹紧体温计。偏瘫的人选择在健康侧的腋下测量。

用靠垫等固定。

测量脉搏

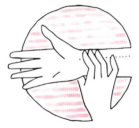

将食指、中指、无名指放在拇指根部下方的动脉上测量。

标准脉搏次数:每分钟60~80次

测量呼吸频率

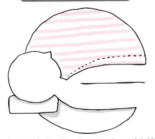

测量胸部因呼吸而上下起伏的次数。当对方意识到在测量时,呼吸容易加快,所以最好在测脉搏时顺便测量。

标准呼吸频率:每分钟15~20次

测量血压

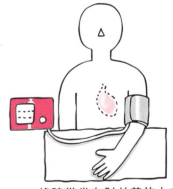

将腕带卷在肘关节的上方,每天在同一时间测量。

标准血压:收缩压<135mmHg
(家庭) 舒张压<85mmHg

护理要点

测量的时机

每天在固定时间测量体温和脉搏等。吃饭、洗澡、运动后数值不准确,避免在这些时间测量。

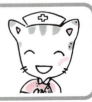

健康检查表

请放大复印此页，帮助您做日常记录。
- 收缩压/舒张压、脉搏、体温的测量结果，用不同的颜色在图表上用点标注。把这些点连接起来，每天的变化就一目了然。
- 尿和大便，如果用尿布，可以称一下重量。
- 备注栏中填写面色、健康状况、身体感觉等。

健康检查表	血压 (mmHg)	脉搏 (次/分)	体温 (°C)	/ (一) 早 中 晚	/ (二) 早 中 晚	/ (三) 早 中 晚	/ (四) 早 中 晚	/ (五) 早 中 晚	/ (六) 早 中 晚	/ (日) 早 中 晚	早 中 晚	饮食 (多/中/少)	水分 (毫升)	尿 (次数或尿量)	大便 (次数或量)	备注
	200	130	39													
	180	120	38													
	160	110														
	140	100	37													
	120	90														
	100	80	36													
	80	70														
	60	60	35													
	40	50														

62 药的服用方法与保管

很多老人患有多种疾病，要同时服用多种药。要认真管理，防止服错药。

服用方法

❶ 服药之前，先用水或温水润湿口腔。
- 嘴里干燥容易粘住药物。

❷ 用一杯以上的水或温水服药。
- 水少时，药物不易溶解，粘在食道上会形成溃疡，所以要注意。
- 把药放在舌头的后方容易服下。

❸ 服完药以后，确认对方嘴里有无残留药物。
- 对偏瘫的人要确认其口腔瘫痪侧有无残留药物。

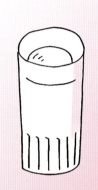

这里要注意！

❶ 医生开药时，要把正在服用的药物告诉医生。可带上写有药物种类的服药笔记、药袋等。

❷ 确认药物种类和数量。

❸ 服药时，把药从包装中取出。避免包装边角划破嘴。

❹ 忘记服药时，不可将多次的药量加在一起一次服用（药量过大，非常危险）。忘记服药时，要和医生商量。

❺ 不要因为状态变好而擅自停止服药，要向医生咨询。

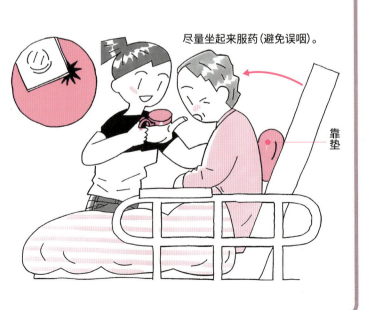

尽量坐起来服药（避免误咽）。

靠垫

保管方法

放在罐子里,不要把药袋扔掉。

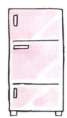
放在冰箱里。
液体药(易腐)
栓剂药(易溶)

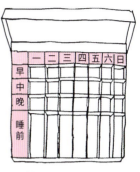
分装提醒药盒很方便。

过期的药和剩余的药,要立刻处理掉。

设法服药

液体药　　　　粉末药　　　　药片、胶囊

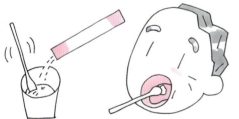

- 用淀粉调稠。
- 掺在布丁或羊羹里。
- 苦药可掺在可可里。

- 包在米纸里。
- 混在布丁或羊羹里。
- 用淀粉和少量的水混合后放在舌头后方。

- 不要打开胶囊。
- 难以服用时,和医生商量改变药的外形服用(例如:片剂→药粉)。

舌下片的服用方法

舌下片是放在舌头下面,靠舌下静脉吸收的药片。要放在舌头下面慢慢溶解,不能用水服下!

遵守服药时间

间隔服用药物
这类药需要保持药物在血液中的浓度不变,到了服药时间,即使对方在睡觉也要叫醒对方服用。

顿服药
这类药是抑制疼痛和发作的药,只在需要的时候服用。

餐前药
这类药是降低血糖值、防止恶心、增进食欲的药,在餐前30分钟服用,不要忘记。

餐后药
容易引起胃不舒服的药,在餐后30分钟以内,胃里有食物的时候服用。

餐间药
这是避免食物影响吸收的药,饭后2~3小时后服用。

睡前药
睡前或起床时服用有效果。晚上忘记服用的便秘药,可在早上空腹时服用。

预防感染

免疫力随年龄的增长而下降。老人稍有不慎就会感染细菌，使病情恶化，所以要注意保持清洁。

洗手

护理人员在护理前后一定要洗手，这是预防感染的基础。不能粗略清洗，要用液体肥皂认真搓手。接触尿布时要戴手套。

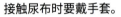

❶ 先洗一下手，然后使用液体肥皂，清洗手心。

❷ 洗手背、手指和手指之间。

❸ 要认真搓洗手指腹、指尖。

❹ 手腕也要认真搓洗，最后冲洗干净。

漱口

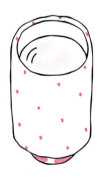

护理前后、外出后一定要漱口。用绿茶或乌龙茶漱口有一定的清洁效果。正确的方法是：①在口中"咕噜咕噜"（10~20秒，1~2次）；②在咽喉部"咕噜咕噜"（10~20秒，2~3次）。

清洁身体

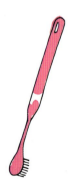

饭后刷牙，漱口。排泄后擦拭或清洗阴部以保持清洁。

室内清洁

床边放有专用抹布，尽可能勤擦勤扫。把污物扔到垃圾袋里，系紧袋口，扔入专用垃圾桶。

64 预防脱水

随着年龄的增长，体内能够积蓄的水分减少，导致尿量增加，人也容易脱水。但是护理对象自己并不会感觉到口干，所以护理人员要注意对方身体的变化。

脱水信号

如发现有脱水迹象，先补充水分，并尽快就医。

饭量少。 有压疮。 皮肤干燥。 口腔发黏。 排尿的次数减少。

鉴别脱水的方法

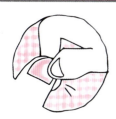

用手指轻轻按一下指甲，过2秒也不会变红。

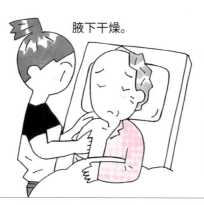

腋下干燥。

注意，这些情况容易脱水！

- 发烧、咳嗽、有痰。
- 服用利尿剂。
- 呕吐、腹泻。

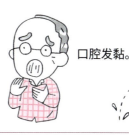

预防

补充水分的计算

每天摄入1200~1500毫升水。早上、中午、晚上、睡觉前与服药时各喝1杯(200毫升)水，这样一共就能喝800毫升。另外，上午10点和下午3点吃点心时喝茶，就能达到摄取1200毫升水的量。但是，要注意喝过多有利尿效果的茶、咖啡，反而会导致脱水。

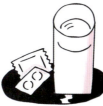

早上起床或吃药时喝一杯水。

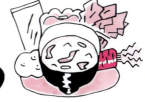

摄取营养均衡的饮食，特别是多从海藻、蔬菜等摄取矿物质。

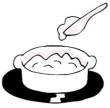

从炖菜、汤、水果、果冻等食物中补充水分。担心喝汤会呛到时，可以加淀粉调稠。

※身体容易吸收运动饮料，脱水时饮用有效。有心脏病和肾病者对摄入钾和钠有限制，喝运动饮料时需要注意。

65 预防便秘

一旦便秘，肠胃会不舒服，食欲也会下降，甚至不愿意活动。注意饮食和生活习惯，防止便秘，让生活舒适。

防止便秘的饮食方法

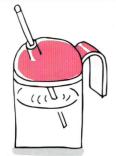

多摄入水分。

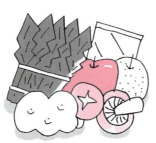

多吃富含食物纤维的蔬菜、水果等。

饮用牛奶、酸奶等乳制品。

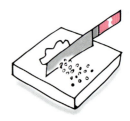

切蔬菜时要保留纤维。

防止便秘的生活习惯

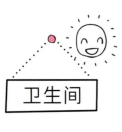

养成早餐后排便的习惯。

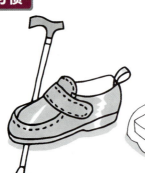

能走路或活动的话，白天尽量活动。

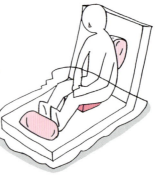

即使在床上排泄，也争取坐起上身（施加腹压，容易排泄）。

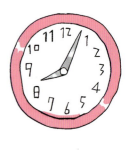

保持生活张弛有度，白天尽量起来，不要卧床。

护理要点

注意血压上升
因便秘而难以排便时，要注意不要过于用力使血压上升。

66 应对腹泻、呕吐

腹泻和呕吐后的处理很重要。隐藏的其他疾病有可能导致呕吐，因此需要对呕吐物进行观察。

应对呕吐

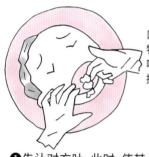

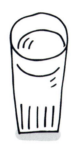

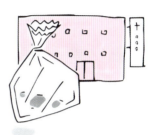

口中充满呕吐物时，要打开嘴，把呕吐物掏出来。

❶先让对方吐。此时，使其保持容易吐出的姿势。

❷吐完后，让对方喝一点凉水，帮助其平静下来。

❸检查吐了什么，什么颜色，有没有臭味，什么时候吐的，吐了几次，然后询问医生。搞不清时，可直接给医生看呕吐物。

应对腹泻

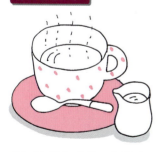

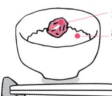

盐梅干

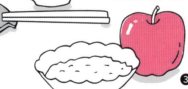

粥或阳春面

苹果泥或煮苹果

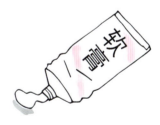

❶不吃任何食物，先补充水分。

❷平静下来后，吃容易消化的食物（不要吃油腻的东西）。

❸频繁使用尿不湿时，臀部可能会出现皮肤糜烂的情况，排便后要及时擦拭，保持清洁。臀部有红肿时，可涂乳液或软膏，使用前先和医生、护士商量。

这种情况去医院吧！

呕吐・有规律地呕吐。
・吃完饭就吐。
・伴随头痛和恶心。

腹泻・与通常的软便性质不同。
・伴有恶臭、发热。
・多次出现水溶性腹泻和软便。

67 感冒的应对

"感冒是万病之源",要注意预防,在感冒开始时就要马上治疗。另外,感冒有可能转成肺炎,恶化后甚至会导致死亡,所以要格外注意。

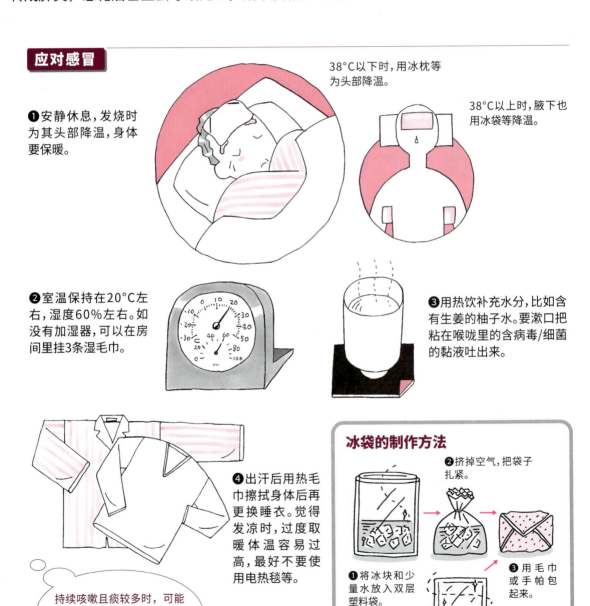

应对感冒

❶ 安静休息,发烧时为其头部降温,身体要保暖。

38°C以下时,用冰枕等为头部降温。

38°C以上时,腋下也用冰袋等降温。

❷ 室温保持在20°C左右,湿度60%左右。如没有加湿器,可以在房间里挂3条湿毛巾。

❸ 用热饮补充水分,比如含有生姜的柚子水。要漱口把粘在喉咙里的含病毒/细菌的黏液吐出来。

❹ 出汗后用热毛巾擦拭身体后再更换睡衣。觉得发凉时,过度取暖体温容易过高,最好不要使用电热毯等。

持续咳嗽且痰较多时,可能是肺结核,要请医生诊断。

冰袋的制作方法

❶ 将冰块和少量水放入双层塑料袋。
❷ 挤掉空气,把袋子扎紧。
❸ 用毛巾或手帕包起来。

也可直接用冰袋!

68 痰的预防和处置

痰堵住气管会导致肺炎，还会使呼吸困难。从预防入手，保持房间和喉咙的湿度，防止堵痰。

预防和处置要点

预防
- 勤喝水。
- 将房间湿度保持在60%。如果没有加湿器，可把湿毛巾挂在室内。
- 不让空调的冷、热风直接吹到人（会带走水分）。

处置
- 勤喝水，少量多次。
- 使用化痰喷剂（注意别呛到）。
- 戴上浸湿的口罩。
- 祛痰药服用的注意事项、吸痰器的使用方法等要咨询医生。

排痰

排痰之前，做腹式呼吸(用鼻子吸气,使肚子鼓起,用嘴吐气,收缩腹部)，平静下来。

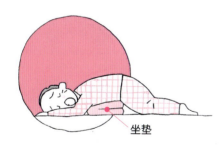

放低胸部，容易排痰。

坐垫

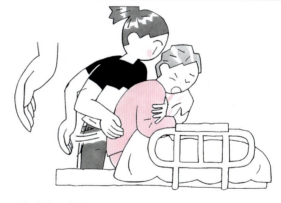

让对方坐起来，手成碗形，从下往上轻轻敲击背部(不喜欢被拍打背部的人，可以用震动按摩器)。

用手制棉签在口腔内转动取痰

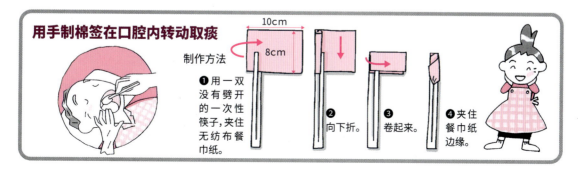

制作方法
❶ 用一双没有劈开的一次性筷子，夹住无纺布餐巾纸。
❷ 向下折。
❸ 卷起来。
❹ 夹住餐巾纸边缘。

10cm / 8cm

69 如果异物卡在喉部

有时老人吃东西会将食物卡在喉部。如果护理对象吃饭时和饭后出现痛苦的表情，要确认喉部是否卡了异物，若有要立刻处理。

去除异物的方法

呼叫救护车，然后按❶~❸的顺序去除异物。即使去除顺利，也一定要去医院检查。

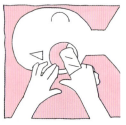

❶把对方的脸朝向侧面，用手帕缠住自己的手指，用手指按住对方舌根，使其吐出来。看到异物后取出。

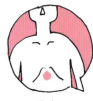

胸窝

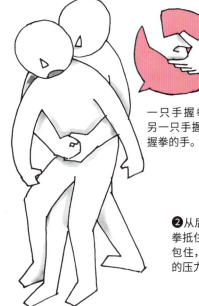

一只手握拳，另一只手握紧握拳的手。

❷从后面搂住对方，一只手握拳抵住胸窝，另一只手把拳头包住，发力向上拱挤（增加肺的压力，排出卡住的异物）。

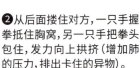

肩胛骨　　手呈碗状。

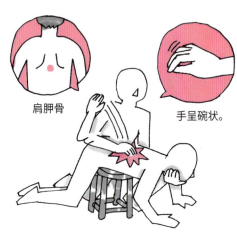

❸告诉对方，马上就会得救。让对方俯身，用一只手支撑抬起对方下巴，另一只手迅速有力地拍打肩胛骨之间（手呈碗状）。

打开闭住嘴的方法

像打开荷包袋式钱包那样，把手指伸进对方嘴里撑开（手指要伸到牙齿内侧，只伸进嘴唇无效）。

这是要点！

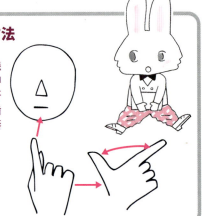

70 人工呼吸和心脏按压

如果护理对象晕倒失去意识,护理人员要冷静地确认对方的呼吸和脉搏。若对方没有生命体征,应在等待救护车时进行应急处理。

确认呼吸、脉搏

❶ 把脸靠近对方的嘴和鼻子处观察,没有呼吸时。——— 人工呼吸
❷ 胸部没有上下伏动时。———
❸ 摸不到手腕脉搏时。检查颈部的颈动脉、大腿根部的大腿动脉,没有脉搏时。——— 心脏按压

进行人工呼吸

❶ 一只手放在额头上,另一只手撑在脖子下面,让对方抬起下巴,张开嘴,确保呼吸通道通畅。

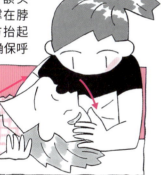

❷ 捏住对方的鼻子,向其口中吹气,不要漏气,静静地吹气,吹气连续时间大于1秒,连续吹2次,确认对方胸部鼓动。

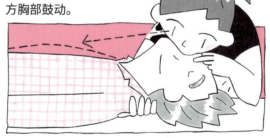

心脏按压

双手重叠放在对方胸部,撑直肘部,向正下方用力按压5厘米,1秒近2次,持续按30次。每按压胸部30次,人工呼吸2次,反复做。

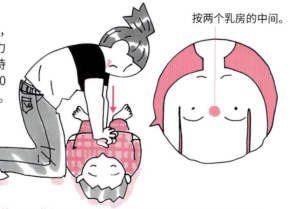

按两个乳房的中间。

用这里按压。

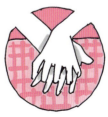

双手重叠。

※ 做人工呼吸有被感染疾病的风险,可以戴上口罩。要告诉救护车的医疗救护人员救助对象的年龄,了解对应方法后再做。

71 紧急情况的应对和应急处理

老人突然晕倒或面色不好，发生这些突发情况时要马上叫救护车。在救护车到达之前，要一边观察病情一边在家里进行应急处理。

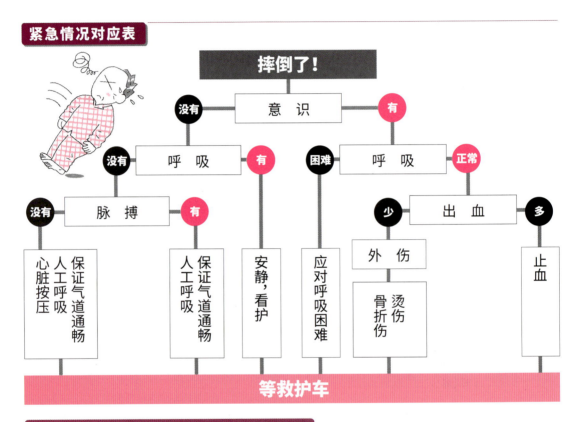

紧急情况对应表

摔倒了！

- 意识
  - 没有
    - 呼吸
      - 没有
        - 脉搏
          - 没有 → 心脏按压、人工呼吸、保证气道通畅
          - 有 → 人工呼吸、保证气道通畅
      - 有 → 安静，看护
  - 有
    - 呼吸
      - 困难 → 应对呼吸困难
      - 正常
        - 出血
          - 少 → 外伤（烫伤、骨折伤）
          - 多 → 止血

等救护车

血止不住！

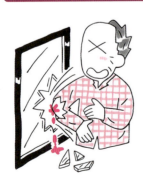

❶用清水冲洗，用纱布、手帕或干毛巾用力压在伤口上10~20分钟，要让伤口高于心脏。
❷用❶的方法止不住血时，按住比伤口更靠近心脏的动脉。
注意：如果被钉子或玻璃扎破时，不要强行拔出，保持原样直接去医院。

吐血了！

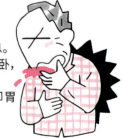

❶侧过脸，预防窒息。
❷身体侧躺或者俯卧，等待救护车。
❸用冰袋适度冷却胃部，有利于止血。

摔倒后可能骨折了！

❶有伤口时要消毒，出血时要止血，肿胀时要冷却（不要清洗伤口，也不要自行复原骨头）。
❷不要自行固定，直接去医院（呼叫救护车后就等待救护车）。

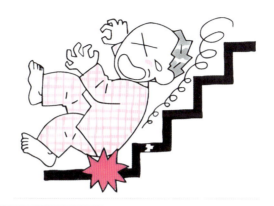

在浴缸里失去了意识！感到不适了！

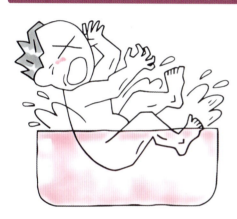

❶立刻拔掉浴缸塞子。
❷如果有呼吸，不要勉强扶出浴缸。擦拭身体后，用毛巾被包住身体保温，等待救护车。
❸没有呼吸时，抬出浴缸进行人工呼吸。

流鼻血了！

❶让对方低头捏住鼻子，用嘴呼吸，不能吞咽鼻血。用冰袋、冷毛巾等冷却鼻子上部。
❷失去意识时，把枕头放低，让脸侧向一边，用轻松的姿势（出鼻血一侧的脸在下面）躺下。

烫伤了！

❶立即用流水冷却患部（最少20~30分钟，直到疼痛缓解）。
・有伤口时，用干净的纱布（毛巾）冷却。要避免用强力的流水，有冲破水泡的危险。
・隔着衣服烫伤时，就隔着衣服冷却，直接去医院。
❷不要把水泡压破，到医院去处置。
注意：重度烧伤时，对方想喝水时也不能喝。

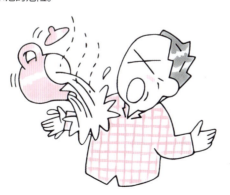
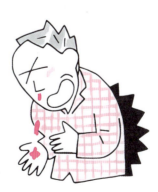

72 紧急情况时的联络表和病历表

紧急情况下容易惊慌失措。事先把个人信息、要带去医院的物品目录、家人的联系方式等记下来，贴在房间里，有助于和救护车联系时用。

紧急联系人

本人信息	姓名		男 / 女	年　　月　　日生
	住址		地图	（从家附近的地标点到家的地图，用于向救护车说明）
	电话			

联系方法	关系	姓名	住址	电话
医院、专业护理人员、其他				

要带的物品

- ☐ 正在服用的药物
- ☐ 医保卡
- ☐ 挂号证
- ☐ 现金
- ☐ 手机
- ☐ 病历表
- ☐ 拖鞋类
- ☐ 身份证

乘救护车去医院时，一定会被问到个人信息。填好下面的病历表并复印几张备用，需要时可以马上拿出来，紧急情况时很有帮助。

病历表

姓名	男 / 女	血型　型	年龄　岁	年　　月　　日生

主要疾病		主治医生

身高　　cm	体重　　kg	需要护理的程度

传染病	无 / 有（　　　　　　　　　　　　　　　　　）
过敏症	无 / 有（　　　　　　　　　　　　　　　　　）
有不良反应的药	无 / 有（　　　　　　　　　　　　　　　　）

既往病史 / 住院经历

夜间、假日可诊疗的医院
　医院　　　　　　　　　　电话
　医院　　　　　　　　　　电话

73 关于老年痴呆

人的大脑存储着从出生到现在的经验和知识，并会根据这些信息做出判断，这就是大脑的认知功能。如果这一系统出现障碍，就会患老年痴呆。

原因

脑血管障碍
脑梗死、脑出血等大脑血管障碍的后遗症。

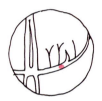

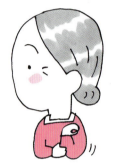

脑血管出现梗死和出血现象，影响血液流通，造成脑细胞坏死。大脑受影响的部分功能衰退，导致瘫痪和语言障碍等。

护理要点

与平时不同

注意到对方言行与平时不一样时，就和医疗机构商量吧。老年痴呆症的专科是神经内科，但是对方有抵触时，可以咨询政府机关、老年痴呆症咨询机构或医院的记忆障碍门诊、精神科、康复科、睡眠科等。

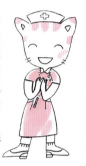

路易体痴呆

脑中出现被称为路易体的物质，目前原因不明。有帕金森病症状，还有看到并不存在的东西的幻觉。

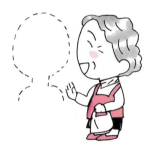

额颞叶痴呆

由于前颞叶（分管感情、性格、理性）和侧颞叶（分管记忆、语言判断、听觉）萎缩，出现人格改变。常有的症状是，在一定的时间内重复做相同的事。

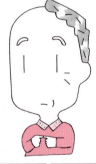

阿尔茨海默病

目前比较公认的是，β淀粉样蛋白的生成和清除失衡是神经元变性和痴呆发生的始动因素。其发病机制并未完全明确。记忆障碍等症状进展缓慢。

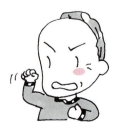

慢性硬膜下血肿・正常压力脑积水

可造成老年痴呆等症状的代表性疾病，手术治疗有可能治愈。慢性硬膜下血肿由头部碰伤后不断积聚的淤血压迫大脑组织而引起。

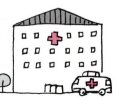

主要症状

记忆障碍

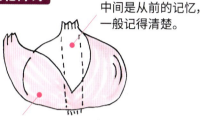

中间是从前的记忆，一般记得清楚。

记忆从刚记住的信息开始忘却，新的东西记不住。

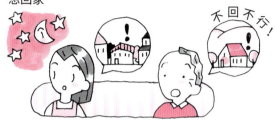

想回家

不回不行！

一到晚上，谁都想回家。但是痴呆病人记不住近期的事，总想回过去的家。

总觉得自己的东西被人拿走了。

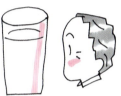

❶有水。

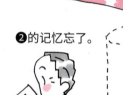

❷的记忆忘了。

❷把水喝了。

❸没水！被谁拿走了?!

记不住刚刚发生的事，觉得刚才有的东西突然没有了。护理人员要对本人说明真相，请对方理解。

认知障碍

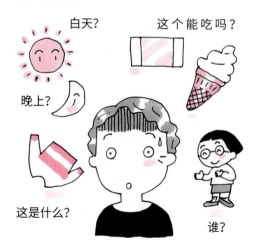

白天？
晚上？
这个能吃吗？
这是什么？
谁？

搞不清现在是夏天还是冬天，以及自己在哪。会吃食物以外的东西。

行动功能障碍

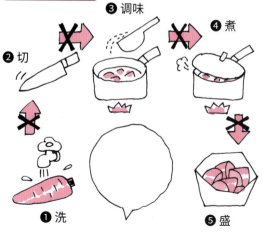

❶洗　❷切　❸调味　❹煮　❺盛

不知道应该先干什么！
患痴呆的人做饭或洗衣服时，搞不清顺序。但他们会各个步骤，教他们一件一件地做吧。

119

74 如何与听力不好和视力不好的人沟通

有的人年老后就会听力减退,或因青光眼等疾病而视力减退。发现对方有变化时,要及时去医院就诊。

如何与听力不好的人沟通

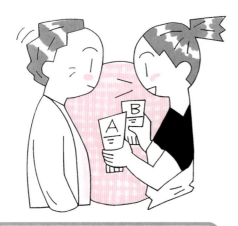

- 用容易听到的声音和音量说话。
- 看着对方眼睛说话。
- 认真确认"是"或"不是"(有时点头传达不清楚)。
- 注意不要伤害对方的自尊心。
- 不要让对方感到因听不到而被轻视。

> 为了让对方注意到,先轻触肩膀或在正面招手。

方便的沟通方法
- 手语和写字沟通 · 助听器 · 呼叫按钮

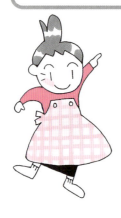
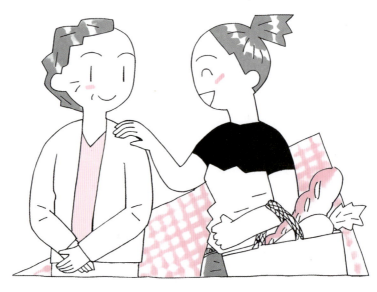

如何与视力不好的人沟通

护理进食

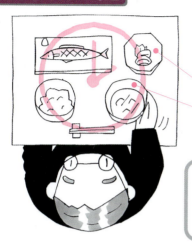

让对方摸着餐具，按钟表的时针方向说明几点钟方向有什么。

两点的方向放咸菜。

四点的方向放汤。

方便的沟通方法
- 录音笔
- 盲文打字机
- 盲人用计算器
- 导盲犬
- 盲文
- 盲杖

护理步行

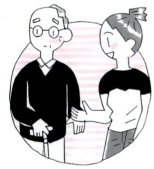

走过台阶前后或狭窄的地方时，在障碍物前停一下，说明情况后再通过。

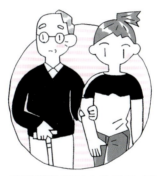

用手背触摸对方的手背，引导其握住护理人员的手臂。

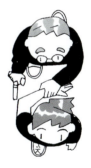

穿过狭窄处时，如图所示，护理人员背着手让对方拉住手腕。

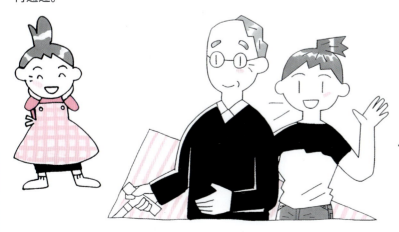

重要的是简要说明周围状况，用语言提示，使对方便于行动。

75 如何与有语言障碍的人沟通

有的人由于卒中等脑部和神经疾病而导致失语症、发音障碍等。身边的人应保持耐心，重要的是在理解这种疾病的基础上进行沟通。

有发音障碍的人

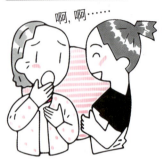

症状
语音含糊，口齿不清，能理解意思，但不能流畅发音。

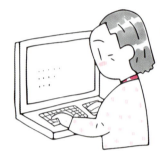

沟通方法
由于发声难以听懂，护理人员要掌握和适应对方发声的特征。不要催促，要仔细听对方的话，理解后告诉对方听懂了。也可以用写字或电脑输入等方式通过文字沟通。

有失语症的人

症状

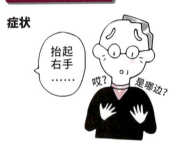

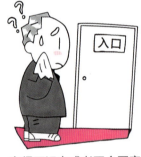

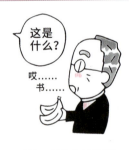

- 不太明白语言的意思。
- 明白意思，但说不出来。

- 变得不识字或者不会写字。

- 说与对话无关的话。
- 教了新词也不会复述。

沟通方法

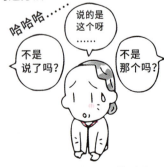

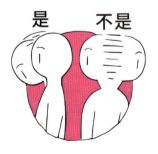

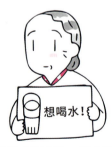

- 不急躁，不嘲笑，不挑毛病。

- 提问时语音清晰，回答时可用是或不是。

- 用汉字和实物，对方容易理解，把日常需求做成简单的卡片。

76 从症状观察老年疾病

轻微发烧、咳嗽也有可能是其他疾病的前兆。要每天关注老人的身体状况，尽早发现病情并采取相应措施。

老年疾病一览表

症状	可能性大的疾病
发烧	感冒、支气管炎、肺炎、咽炎、尿路感染、压疮、脱水、结核
食欲不振	胃溃疡、胆囊炎、肺炎、肝炎、癌症、卒中（俗称"中风"）、帕金森病、抑郁症
恶心、呕吐	胃溃疡、急性阑尾炎、肠梗阻、高血压、心绞痛、心肌梗死、糖尿病(低血糖)、脑出血
吞咽困难	食管癌、脑卒中后遗症引起的瘫痪、精神因素
头痛、头重脚轻	脑膜下出血、慢性硬膜下出血、高血压、脑卒中、脑瘤
眩晕	脑梗死、脑动脉硬化、一过性低血压、梅尼埃病
麻木	糖尿病、高血压、脑卒中的前兆
咳嗽、咳痰	感冒、支气管炎、肺炎、哮喘、结核、心力衰竭
胸口痛	心绞痛、心肌梗死、肋间神经痛、带状疱疹、肋骨骨折
心悸、气喘	心力衰竭、贫血、毒性弥漫性甲状腺肿（Basedow病）、肺气肿、精神压力
腹痛	肠梗阻、胃溃疡、急性胆囊炎、胆结石、尿路结石
腹泻	食物中毒、肠炎、溃疡性结肠炎、过度使用泻药
尿频	糖尿病、尿崩症、膀胱炎、尿道炎
排尿困难	心力衰竭、急性肾衰竭、输尿管结石、便秘、前列腺肥大(男性)
瘙痒	老年性皮肤瘙痒症、荨麻疹、糖尿病、肝病、尿毒症、癌症、腹腔炎(女性)
腰痛	变形性腰椎病、椎管狭窄症、骨质疏松症引起的脊椎压缩性骨折、癌症的骨转移
关节痛	变形性骨关节炎、风湿关节炎、痛风
贫血	缺铁、胃溃疡、胃癌
浮肿	心力衰竭、肾衰竭、低蛋白血症(营养不良)
黄疸	肝硬化、胆结石、胆囊炎、肝癌、胆囊癌
血便	痔疮、大肠癌、大肠息肉
血尿	尿路结石、膀胱炎、膀胱癌、肾癌
颤抖	老年性震颤、帕金森病、多发性硬化症

77 护理的服务范围

我们可以根据护理对象需要护理的程度确认服务范围。了解一下在机构或者在家中可以接受什么样的服务吧。

面向老年人的疗养和生活机构

医 院

康复专科医院
做完康复治疗后,或者进入疗养机构之前进行康复治疗的医院。

老人医院
以治疗老年患者为主的疗养医院。护理人员多。

疗养型多病床医院
面向需要长期住院疗养的人。护理人员比一般病房多。

精神病医院
老年痴呆的病人,行动不正常时在精神科治疗。

机 构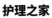

特别养护养老院
接收由于身体或精神障碍而需要经常护理的老年人,以及居家生活有困难的人。

养护养老院
接收由于身体或精神、环境、经济等原因,居家养护有困难的人,提供日常生活中必要的服务。

老人保健机构
面向需要长期疗养的人。护理人员比一般的机构多。

收费养老院
以老人为对象,提供生活服务的地方。收费。

护理之家
护理对象身体功能低下,对独立生活感到不安时可以寻求帮助。接受生活咨询、洗浴和用餐服务以及紧急情况的处理。

其 他

日间服务、中期入院、短期入院
白天去护理机构,或短期入院,进行洗浴、进食、功能训练等。

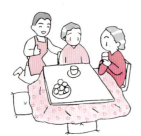

关于护理服务的咨询

根据护理对象需要护理的程度和年龄的不同,明确服务的具体范围。先咨询一下居住地政府部门的相关机构吧。户口所在地不同,提供的养老福利也不同。

您好……

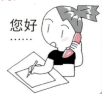

可在家里接受的服务

短时间的托付护理
短期入院
中期入院

想去掉家里的台阶
支付住房改修费用
去掉台阶，安装扶手，改成推拉门等。

想外出
家访护理（家庭护理服务）
帮助散步、去医院、购物等。

日间护理服务
每周去几次保健中心，享受休闲、餐饮、洗浴的服务。

想借轮椅
租用康复辅助器具
支付购置康复辅助器具费用

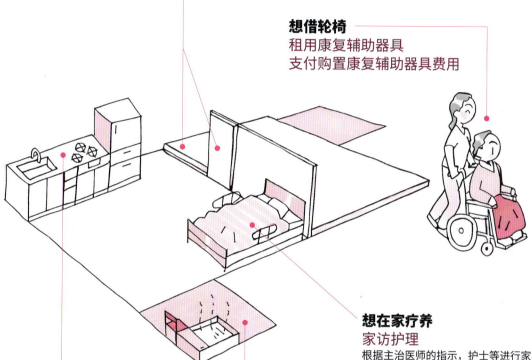

家务服务
家访护理（家庭护理服务）
帮助烹饪、扫除、洗涤、购物等。

想洗澡
家访护理（家庭护理服务）
帮助洗澡和擦洗。

家访洗浴护理
3人一组家访，帮助难以在家里洗澡的人洗澡（毛巾、洗浴用品、更换衣服等由各自的家庭准备）。

想在家疗养
家访护理
根据主治医师的指示，护士等进行家访，结合服药方法、护理咨询，配合病情给予膳食指导，并检查身体状况、治疗压疮等。

指导居家疗养的管理
医生、牙医、药剂师等进行家访，指导居家疗养。

家访康复
康复治疗师和康复理疗师进行家访，进行功能恢复训练。

到保健中心康复
到保健中心进行功能恢复训练。

78 如何选择护理服务公司的经理人

护理对象接受需要护理的想法后,要制定护理计划。虽然家人和本人也可以制定,但还是和有专业知识的护理公司的经理人商量会更好。

护理经理人的工作

❶为用户提供必要的护理服务和有关设施等信息。
❷根据用户情况制定护理服务计划。
❸负责协调用户、家属与提供服务的公司等的联络。
❹根据用户的身心状态调整修改护理计划。

选择护理经理人的要点

☐ 态度是否温和?
☐ 解说是否易懂?
☐ 是否认真征求用户的同意,不强加于人?
☐ 是否充分听取用户的陈述?
☐ 是否对护理计划以外的服务也予以考虑?
☐ 是否明确讲述重要事项和报价单?
☐ 是否根据用户的收入,考虑减免或申请补助?

如何与护理经理人相处

护理经理人的工作是根据每个用户的身体状况和家庭状况制定护理计划。请护理经理人制定适当的计划时,放心提出修改意见,直到您认可为止。夸大或掩饰病情都是不可取的,正确说明自己的经济状况也很重要。另外,中途想改变服务内容时,也要和护理经理人商量。

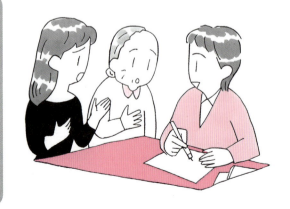

79 如何与护工打交道

第一次雇佣家庭护工时，可能会因为互相不适应而出现冲突。彼此要互相理解，努力提高护理质量。

护工的工作

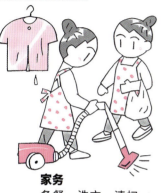

家务
备餐、洗衣、清扫、日常购物。

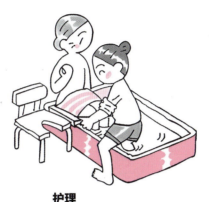

护理
协助进食、移动、洗澡、排泄等。

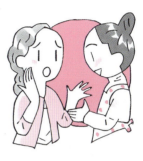

咨询
有关护理的咨询和建议。

如何处理好关系

- 委托办事情要提前▶工作时间快结束时再委托，需要加延时费用。
- 不必招待茶点▶因为是来工作的，招待反而不合适。
- 不赠送物品▶想表示感谢时，说一句"谢谢"是最好的礼物。
- 做不到的事不勉强▶非做不可的事情，不要找本人，试着和公司商量一下也许能做到。
- 对合不来的人或不喜欢的人，可以要求更换▶不要忍耐，可以和公司或者护理经理商量换人。接受服务时心情舒畅很重要。
- 既不要把护工当佣人对待，也不必太客气▶归根结底护工是来工作的，平等交往就可以。

不能托付的事

- 非护理对象本人的事情（家人的家务、接待客人、护理对象本人不在时的家务、照顾宠物、陪同散步）。
- 不做也不会影响日常生活的事情（庭院和树木的整理、打扫，私家车的打扫和洗车，地板打蜡）。
- 非日常性的家务（大扫除，移动和修理家具、电器等，过节时准备特别的饭菜）。
- 处理日常购物以外的财物管理（代写银行记账、保管家中钥匙）。
- 只有专业人员才能做的事情（剃须刀刮脸、处理伤口等）。

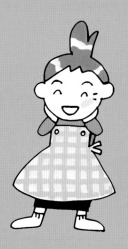